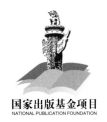

国家出版基金项目
NATIONAL PUBLICATION FOUNDATION

消化系统疾病 X 线 /CT 图文详解丛书

总主编　滕皋军　高剑波

小肠病例图鉴

主编　居胜红　周志刚

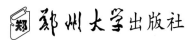

郑州大学出版社

图书在版编目（CIP）数据

小肠病例图鉴／居胜红，周志刚主编. -- 郑州：郑州大学出版社，2024.1
（消化系统疾病 X 线/CT 图文详解丛书／滕皋军，高剑波总主编）
ISBN 978-7-5773-0186-0

Ⅰ．①小… Ⅱ．①居…②周… Ⅲ．①小肠－肠疾病－影像诊断 Ⅳ．①R574.504

中国国家版本馆 CIP 数据核字（2024）第 008899 号

小肠病例图鉴
XIAOCHANG BINGLI TUJIAN

项目负责人	孙保营　李海涛		封面设计	苏永生
策划编辑	陈文静		版式设计	苏永生
责任编辑	陈文静		责任监制	李瑞卿
责任校对	陈思　黄世昆			

出版发行	郑州大学出版社		地　址	郑州市大学路 40 号（450052）
出版人	孙保营		网　址	http://www.zzup.cn
经　销	全国新华书店		发行电话	0371-66966070
印　刷	河南瑞之光印刷股份有限公司			
开　本	889 mm×1 194 mm　1/16			
印　张	14		字　数	360 千字
版　次	2024 年 1 月第 1 版		印　次	2024 年 1 月第 1 次印刷

书　号	ISBN 978-7-5773-0186-0		定　价	126.00 元

序 言

2021 年国务院办公厅印发的《关于推动公立医院高质量发展的意见》提出要以满足重大疾病临床需求为导向建设临床专科,重点发展影像等临床专科,以专科发展带动诊疗能力和水平提升。精准医疗,影像先行,随着医学影像技术的突飞猛进,影像学检查已超越单纯基于解剖、形态和结构的疾病诊断,转向包含病灶功能、代谢、微环境和分子生物学特征等在内的综合影像评价。医学影像可以提供多方位的诊断角度、诊断方式,对临床疾病起到诊断、鉴别和治疗的作用。随着社会发展、环境变迁及人们生活方式的变化,消化系统疾病的发病率居高不下,X 线/CT 等影像技术已成为消化系统疾病早期筛查、早期精准诊断、临床治疗决策、疗效及预后评估的有力工具和核心支撑技术。鉴于 X 线/CT 等影像技术在消化系统疾病的应用日益重要,应大力促进中国特色消化系统疾病 X 线/CT 学科体系建设与发展。学科体系的构建是一个逐渐完善的过程,其中教材体系的建设能够为学生及医学影像从业人员提供学习材料,为学科的发展提供支持和保障。

近年来,医学影像学教材与专著出版盛行,多聚焦疾病 CT 征象,但是鲜有以临床病例为启发点,提供丰富影像学信息与其他临床资料的图谱类书籍。此外,目前我国尚缺少全面、系统介绍消化系统疾病 X 线/CT 诊断的医学专著。为此,我们组织国内医学影像学专家教授编写了"消化系统疾病 X 线/CT 图文详解丛书",以期对从事与涉足消化系统疾病 X 线/CT 诊断相关专业人员进行全方位的宏观与微观指导,使其熟悉和掌握在这个领域应如何完成消化系统疾病 X 线/CT 临床工作,更好地为患者提供个性化服务。

本丛书有如下几个鲜明特点:首先,丛书图文兼并、科学实用,作者都是多年从事医学影像专业的专家,技术精湛,临床经验丰富,保证了本书的编写质量,值得各层次人员阅读。其次,医学影像学的不断发展有赖于影像学图像采集新技术和图像数据挖掘新方法的涌现,丛书向读者提供了能谱 CT、光谱 CT 等影像诊断新技术内容,不仅有助于消化系统疾病 X 线/CT 诊断相关专业人员掌握学科先进技术与理念,还将持续推动影像学在消化系统疾病中的应用模式创新,为消化系统疾病的诊治提供新的契机。再次,以消化系统疾病患者病历资料为切入点,多数病历呈现了患者 CT、MRI 等图像,多种影像技术具有不同的临床优势,这有助于医学影像专业人士融合应用各种影像技术,拓宽视野,形成综合临床思维。最后,丛书对开启我国消化系统疾病 X 线/CT 医学教育、临床培训和研究的新局面能起到引领与推动作用,并具有重大社会价值、理论价值和实践指导意义。

理论是行动的指南,编著和出版本丛书正是建设与发展中国特色消化系统疾病 X 线/CT 诊断学科体系的迫切需要。本丛书是 2023 年度国家出版基金资助项目,这是国家对丛书权威性、出版意义等方面的肯定。在此,向参加本丛书编写的各位专家表示由衷的感谢,希望"消化系统疾病 X 线/CT 图文详解丛书"的出版能够满足人民群众对医疗保健和健康管理的需求,为人民生命健康保驾护航,打造"健康中国"。

2023 年 8 月

作者名单

总 主 编　滕皋军　高剑波

本册主编　居胜红　周志刚

副 主 编　王　猛　李　帅　杜可朴
　　　　　李亚丹　高　飞

编　　委　（以姓氏笔画为序）
　　　　　王　猛　王　睿　王　慧
　　　　　王阳阳　刘思腾　杜可朴
　　　　　李　帅　李亚丹　吴　艳
　　　　　张永远　张豪杰　周宇涵
　　　　　周志刚　居胜红　娄楚韵
　　　　　高　飞　高梦宇

前 言 ▶▶▶

随着社会发展、环境变迁及人们生活方式的变化,消化系统疾病的发病率逐年增加。由于快节奏的生活和较大的工作压力,大部分现代人的消化系统处于亚健康状态。X 线/CT 影像技术已成为诊断消化系统疾病的有力工具和核心支撑技术。X 线/CT 影像技术及设备突飞猛进发展的同时,也带来了知识储备更新的问题。经历新型冠状病毒感染疫情后,我国将提高应对突发公共卫生事件的能力作为"十四五"规划中的重要任务,重视医学影像诊断技术在重大疾病救治和防控中的必要作用,引导医疗机构完善医疗影像设备配置,提升医疗诊断及治疗水平。

本书以"图解"为主线,临床要点为辅助,引出小肠疾病病理学、影像学要点(包括 X 线造影、CT、MRI、超声等检查)以及小肠疾病的鉴别诊断,共分为四个部分:解剖与影像基础、经典病例、罕少见病例及 CT 新技术。解剖与影像基础部分介绍小肠解剖、正常影像学表现、小肠 CT 检查的适应证及小肠检查方法;经典病例部分和罕少见病例部分分别列举了十二指肠炎症、小肠结核、小肠重复畸形及小肠旋转异常等病例,内容包含了专业的影像学表现、诊断思路及鉴别诊断,配有大量高清图片;CT 新技术部分结合病例介绍了小肠部位的扫描方案、图像后处理及特点,丰富了影像学的诊断信息,既促进临床医生对临床病例的二次反思,又促进从事消化系统疾病 X 线/CT 诊断的各级专业医务人员对其能深入理解和掌握,从而提高消化系统疾病 X 线/CT 诊断水平。本书不仅能满足医学影像科、消化内科、胃肠外科等相关专业理论及应用的现实需要,也能够提升相关人员的理论水平及诊疗技术能力。

感谢各位编委及其编写团队的辛勤付出和努力,使得此书的编写工作得以顺利完成。感谢兄弟医院提供的典型罕少见病例,使本书内容更加完善。感谢郑州大学出版社相关编辑的帮助,以及在编辑审校过程中所做出的贡献。

希望通过本书的出版,能为涉及医学影像学习的研究生、规培生、进修生等提供常规且实用的诊断思路;通过丰富典型的病例,加深读者对小肠各疾病的认识,从而掌握其影像诊断特征及要点。限于编写者的认识和经验,书中部分观点和想法不一定全面恰当,如有不妥之处,敬请广大读者不吝批评指正。

编 者

2023 年 8 月

目录 ▶▶▶

基础篇

经典病例篇

罕少见病例篇

CT 新技术篇

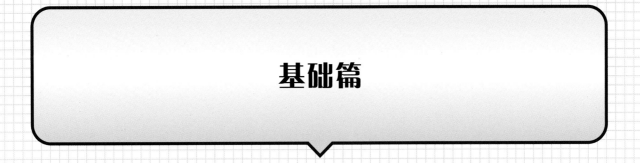

基础篇

第一章　小肠正常解剖

第一节　小肠解剖

一、十二指肠

十二指肠(duodenum)为小肠的第一段,介于胃与空肠之间,因相当于十二个横指并列的长度而得名,全长约25 cm。十二指肠是小肠中长度最短、管径最大、位置最深且最为固定的部分。十二指肠除始、末两端被腹膜包裹,较为活动之外,其余大部分均为腹膜外位器官,被腹膜覆盖而固定于腹后壁。因为十二指肠既接收胃液,又接收胰液和胆汁,所以它的消化功能十分重要。十二指肠整体上呈"C"字形包绕胰腺头部,由近至远可分为十二指肠球部、十二指肠降部、十二指肠水平部和十二指肠升部。

(一)十二指肠球部

十二指肠球部长约5 cm,形态为"倒三角形"。该段肠壁较薄,大部分被腹膜遮盖,活动度较大。肠腔经幽门管与胃腔相通,生理上与胃关系密切,为消化性溃疡好发部位。

(二)十二指肠降部

十二指肠降部与第一段相接,长7~8 cm,自上而下走向,至第3腰椎水平弯向左侧,仅前外侧有腹膜遮盖,被固定于腹后壁。该段肠曲左侧面隔有少量脂肪与胰头右缘相邻接,降段后内侧壁的中点有一轻微隆起的十二指肠乳头,胆总管与胰管汇成的肝胰壶腹(hepatopancreatic ampulla)穿过十二指肠壁,开口于此。胚胎发生过程中,随着十二指肠的分化与生长,十二指肠壁与胆总管远端及其与胰管的连接部发生不同程度的吸收,形成了许多不同形态变异的胆总管及胰管通向十二指肠腔的开口,有极其重要的临床意义。有时在肝胰壶腹近端2~3 cm处降段后壁有一个较小的副胰管(accessory pancreatic duct)开口及乳头。

(三)十二指肠水平部

十二指肠水平部与第二段相接,长约10 cm。十二指肠水平段完全被腹膜固定于腹后壁内,在胰腺下缘向左走行,延续至第四段。肠系膜上动脉自腹主动脉分出后在胰腺下缘穿出,横过十二指肠水平段前壁下行,使该段十二指肠刚好位于腹主动脉与肠系膜上动脉所形成的夹角内,临床上有时可造成外压性十二指肠肠腔受阻。

（四）十二指肠升部

十二指肠升部长 2 ~ 3 cm。十二指肠在该段斜向左上方走行,至第 2 腰椎左侧,由十二指肠悬韧带(屈氏韧带,ligament of Treitz)将其固定于膈脚,肠曲于此转弯向前下方移行于空肠,称十二指肠空肠曲(duodenojejunal flexure)。

二、空肠与回肠

空肠起自十二指肠悬韧带,回肠末端通过回盲瓣与盲肠相连。空、回肠全长 5 ~ 6 m,又称系膜小肠,属于腹膜内位器官。空、回肠无明显分界,一般认为系膜小肠的近侧 2/5 为空肠,多分布在左上腹和中腹部;远侧 3/5 的肠祥为回肠,多位于中下腹及右下腹,末段回肠多位于盆腔。

空、回肠主要由肠系膜上动脉供血。肠系膜上动脉起自腹主动脉,向下、向前在胰腺和十二指肠水平段之间穿出进入肠系膜根部,向右下走行进入右髂窝。肠系膜上动脉沿途分出 13 ~ 18 条小肠动脉,呈放射状走向肠壁,途中各分支吻合成动脉弓。近端空肠系膜内通常只有 1 级动脉弓,远段回肠系膜内动脉弓可达 4 ~ 5 级。由每段的最后一级动脉弓的凸侧发出直的近于平行走向的小血管支,垂直于肠管长轴,称为直小动脉。

空、回肠静脉与动脉伴行,汇入肠系膜上静脉。肠系膜上静脉在肠系膜上动脉右侧与其伴行,在胰颈后方与脾静脉汇合形成门静脉。

肠系膜是包绕空、回肠并将其悬挂于腹后壁的双层腹膜结构,其附着处称肠系膜根。肠系膜起自第 2 腰椎左侧,斜向右下到达右骶髂关节前方,长约 15 cm。

空、回肠的区分主要靠以下几个特点:①空肠与回肠的管径粗细不一致,愈向远侧愈细,近回盲瓣的回肠末端最细。②空肠可见较多的横行环状黏膜皱襞,较为粗大,即使在肠管明显扩张时也不消失,而回肠的黏膜皱襞则较为平坦、细小,数目相对较少,肠管扩张后消失。③空、回肠的直小动脉长度不同,空肠的较长,为 3 ~ 4 cm,回肠的较短,为 1 ~ 3 cm。

第二节　小肠正常影像表现

一、十二指肠

十二指肠正常 X 线和 CT 表现见图 1-1。

上腹部 CT 图像十二指肠约位于中心偏右部位,在解剖和生理上均与许多重要脏器之间关系密切,如胰、肝、肝十二指肠韧带、十二指肠悬韧带及横结肠系膜,邻近各脏器间病变不仅可直接互相侵犯,而且在病理生理上也常互为影响,如壶腹周围病变可引起胆总管及肝脏的改变。因此,熟悉有关的 CT 解剖对上腹部病变的 CT 定位及定性诊断均十分有利。

十二指肠降部的外侧可与肝尾叶下表面的前部和胆囊相接;十二指肠膝内侧与胰腺头部的外、下缘相邻;下方则有下腔静脉、右肾静脉;位于右肾旁前间隙内的十二指肠,由肾周筋膜将其与右肾分隔。

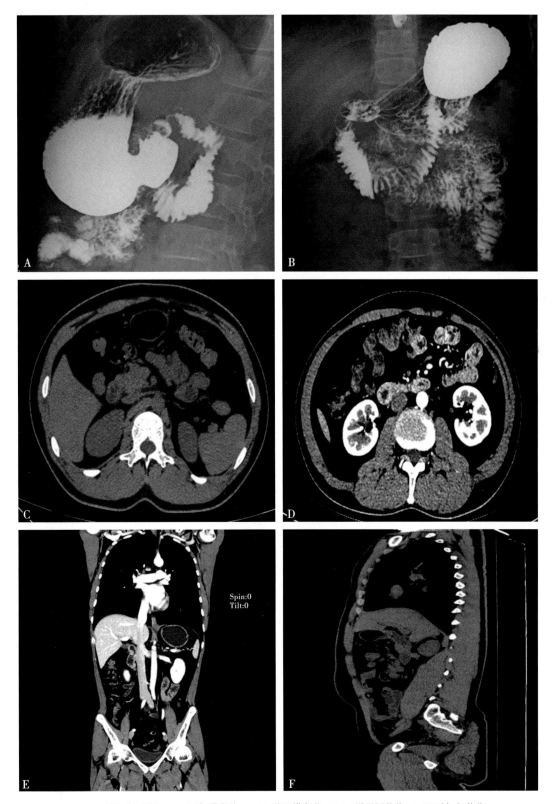

A、B. X线钡餐造影;C. CT平扫横断位;D. CT增强横断位;E. CT增强冠状位;F. CT平扫矢状位

图1-1 十二指肠正常X线、CT表现

十二指肠水平部自右向左横行走在下腔静脉和腹主动脉前,在其相近层面尚可见左肾静脉自左侧向右侧汇入下腔静脉内。在十二指肠水平段前方则可见两个小圆形的肠系膜上动脉和静脉的横断面像,偏右侧者较大为静脉,而偏左侧者稍小则为动脉。

由于十二指肠升部为向左、前、上方走行至十二指肠悬韧带处与空肠相接,在水平段略靠向头端的 CT 层面上(几乎与十二指肠第一段同一层面)于胰尾附近可见盘曲的肠段。若在自上而下的 CT 扫描过程中,见到十二指肠第三段与第四段相接处,则是一个已扫描全部胰腺组织的标志。

十二指肠乳头又称法特乳头(Vater papilla),有时可在薄层扫描的 CT 图像上,于低张状态下,充气扩张适度的肠腔内,沿十二指肠壁内侧腔面显示为一个软组织密度结节,增强后有强化,勿将其误认为十二指肠息肉。

二、空肠与回肠

空肠及回肠正常 X 线、CT 及 MRI 表现见图 1-2。

空肠与回肠之间没有明确的分界,但上段空肠与下段回肠的表现不大相同。空肠大部分位于左上中腹,多为环状皱襞;回肠位于右下腹,肠腔略小,皱襞少而浅。钡剂充盈后,空肠黏膜像呈"羽毛状",回肠黏膜像呈"弹簧状"。正常情况下,充盈良好的小肠壁厚约 3 mm,回肠末端肠壁厚度可达 5 mm,肠腔宽度不超过 3 cm,一般见不到液平面。小肠曲在腹腔内游离分布,肠曲间有少量脂肪组织,系膜内有大量脂肪组织。具体某一段肠袢 CT 图像往往难以判断。

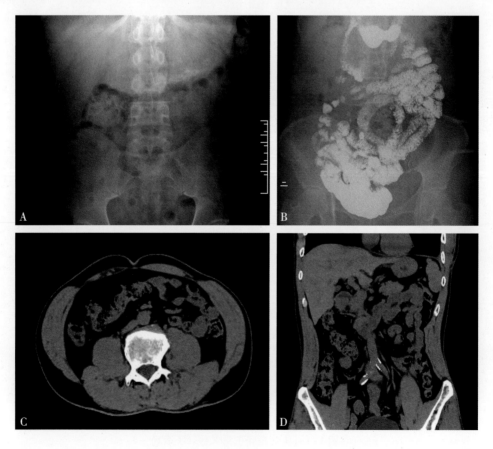

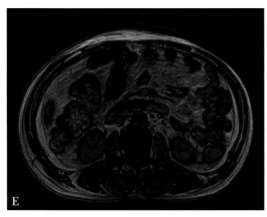
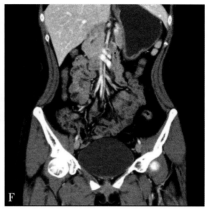

A、B.X 线造影；C.CT 平扫横断位；D.CT 平扫冠状位；E.MRI 横断位；F.CT 增强冠状位

图1-2　空肠及回肠正常 X 线、CT 及 MRI 表现

第三节　小肠 CT 检查的适应证

随着多排螺旋 CT 的发展，小肠 CT 扫描成为内镜技术的补充，用于显示肠壁或肠周的病变及肠道外并发症，有助于了解小肠肿瘤及浸润的程度、肠壁周围情况、有无淋巴结转移。因此 CT 扫描在小肠疾病中的主要适应证包括：①腔内、壁内和腔外肿块的鉴别；②小肠恶性肿瘤术前分期和评估，治疗后的随访，了解疗效及有无复发；③当钡餐造影及内镜未发现明确病变或仅为可疑时，可进一步做 CT 检查。

当阻塞性黄疸患者就诊时，CT 能同时显示十二指肠乳头部、胆总管或胰管病变（肿瘤、结石、炎症）以及由病变造成的胆管、胰管扩张和胆囊增大等，是胆胰管十二指肠连接区病变的首选检查方法，对壶腹部病变的诊断与鉴别诊断极为重要。CT 的高密度分辨力使其能分辨出病变的组织成分与特性，如脂肪、钙化、坏死等，有助于对疾病做出最终定性诊断。增强扫描对发现肿瘤病变、血运障碍相关疾病较为敏感。对以肠道占位、阻塞、梗阻或穿孔症状就诊者，CT 检查不但方便而且敏感性强。

参考文献

[1]郭光文,王序.人体解剖彩色图谱[M].北京:人民卫生出版社,2001:36-79.

[2]李瑞祥.实用人体解剖彩色图谱[M].北京:人民卫生出版社,2001:55-91.

[3]张朝佑.人体解剖学[M].2版.北京:人民卫生出版社,1998:121-156.

第二章 小肠检查方法

第一节 肠道清洁准备

一、肠道清洁

检查前3 d开始食用流质、半流质食物，不得进食有渣的食物。检查前2 d禁服重金属类药品及影响胃肠功能的药物，如铁剂、碘剂、钙剂、阿托品及硫酸镁等。检查前1 d晚口服番泻叶，并于晚上8点开始禁食、禁水。检查当天晨间观察患者肠道耐受能力，如仍有排便感，推迟至中午或下午检查。

二、低张药物准备

检查前10 min肌内注射山莨菪碱（654-2）20 mg（有禁忌证者除外，比如大面积脑梗死、青光眼、有严重心脏病的患者等）。

第二节 对比剂的应用

一、X线钡餐造影

胃肠X线钡餐造影对于显示胃肠道的大体解剖形态有其优势，并可进行动态和功能观察。硫酸钡是目前最好的胃肠诊断对比剂，其不溶于水，不被消化道吸收。但是，对怀疑有胃肠道穿孔或瘘的患者以及有明显肠梗阻的患者，不能用硫酸钡检查，可选择泛影葡胺。对于消化道大出血的患者应暂缓检查，在出血停止后10~15 d再进行检查。

按造影方法可分为传统钡餐造影和气钡双重造影。①传统钡餐造影：先立位吞服稠钡1~2口，然后吞服稀钡观察小肠充盈像，利用不同体位和多角度观察其形态、轮廓、位置、张力和蠕动等，应用压迫法进一步显示黏膜皱襞和病变。②气钡双重造影：先后引入气体（口服产气粉）和钡剂，使得小肠受检部位黏膜面均匀涂布一层钡剂，形成双重对比，用多种体位显示黏膜面的细微结构，对早期微小病变的检出有很大意义。

二、CT检查

为在CT检查时能满意地发现小肠腔内和壁内、外的异常并能对其做出诊断，良好的小肠腔内充盈和静脉强化是极其重要的。依据不同的检查目的和要求应选择不同的对比剂和采取不同的扫描体位。

(一)对比剂种类

1. 阴性对比剂 ①气体:吞服产气剂,使小肠充气扩张,对较大病变的显示有利,对晚期衰弱不合作的患者也可采用。但易产生伪影,观察肠壁组织效果不满意。②水:检查前服用温水1 000 mL,使小肠腔充盈扩张。此法对小肠壁与肠腔内病变的观察最为清晰。上机检查前再服500～1 000 mL温水充盈胃腔。

2. 阳性对比剂 检查前1 h,服含碘对比剂(1%～2%,500～1 000 mL)以标记小肠。此法主要用于观察病变与小肠或周围结构的关系,有利于对病变做定位诊断。

(二)扫描体位与范围

因肠道内所用对比剂的不同,十二指肠CT检查的体位也应不同。肠腔充气者应取左后斜或左侧卧位,以便气体能进入十二指肠。而肠腔充液(水或含碘对比剂)者则可取仰卧或仰卧右后斜位,使液体充盈胃窦部与十二指肠,同时避免气体进入,产生气-液界面伪影。

扫描范围:需包括整个上腹部。

(三)扫描参数

显示野(display field of view,DFOV)420 mm,常规扫描层厚,层距均为10 mm。如扫描中发现病变较小或需详细观察时,可于局部两层间加扫,使之成5 mm层厚扫描。常规选用管电压120～140 kVp,管电流120～150 mAs,均须采取屏气扫描。

(四)增强扫描

对小肠病变行CT检查,均需于平扫后加做静脉注射碘对比剂增强扫描。床位、层厚、间隔与平扫一致。

参考文献

[1]石明国.现代医学影像技术学[M].西安:陕西科学技术出版社,2007:106-117.

[2]王鸣鹏.CT检查技术学[M].上海:复旦大学出版社,2004:12-56.

[3]KALENDER W A,SEISSLER W,VOCK P. Single-breat-hold spiral volumetric CT by continuous patient translation and scanner rotation[J]. Radiology,1989,173(2):414-420.

[4]MORI S,ENDO M,TSUNOO T,et al. Physical perfonmance evaluation of a 256-silce CT-scanner for four-dimensional imaging[J]. Med Phys,2004,31(6):1348-1356.

经典病例篇

第三章 十二指肠疾病

第一节 十二指肠炎

病例 男,42 岁,主诉:腹痛、腹胀 2 月余。查体:脐周压痛。CT 横断位平扫,十二指肠降部壁增厚伴周围少许渗出影(图 3-1A);CT 横断位静脉期,显示十二指肠壁轻度强化(图 3-1B);CT 冠状位平扫,显示十二指肠壁水肿增厚(图 3-1C);CT 冠状位静脉期,显示十二指肠壁不均匀强化(图 3-1D)。

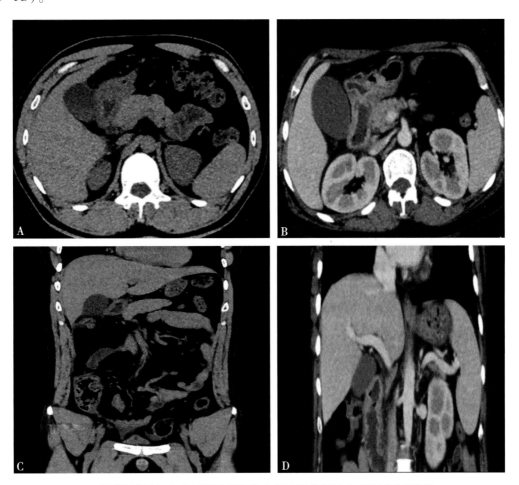

A.CT 横断位平扫;B.CT 横断位静脉期;C.CT 冠状位平扫;D.CT 冠状位静脉期

图 3-1 十二指肠炎 CT 表现

诊断思路

42 岁男性,腹痛,查体:未见明显阳性体征。CT 影像示十二指肠壁水肿增厚,周围伴渗出,综合考虑诊断为十二指肠炎。

———————— 临床要点 ————————

十二指肠炎(duodenitis)是指发生于十二指肠的炎症,分为原发性和继发性两种,原发性也称非特异性十二指肠炎。本病临床症状缺乏特征性,主要表现为上腹部疼痛、恶心、呕吐、呕血和黑便,有时和十二指肠溃疡不易区别,单纯临床症状无法确诊。本病常与慢性胃炎、慢性肝炎、肝硬化、胆道疾患或慢性胰腺炎并存。十二指肠炎病理上分为浅表型、间质型和萎缩型。同胃炎一样以浅表型多见,炎症多局限于黏膜层,也可发生糜烂,常与胃溃疡、十二指肠溃疡或糜烂性胃炎相伴存在,也可单独发生,多见于十二指肠球部和降部。

【影像学表现】

1. X 线造影表现　轻度炎症可无异常。若炎症较重或有糜烂,可见十二指肠紧张力增强表现,如球部痉挛、激惹致钡剂通过迅速。壶腹部常充盈不佳,外形不规整,但无固定变形。黏膜因水肿或炎性浸润而增粗、紊乱。

2. CT 表现　可见十二指肠管壁水肿增厚,周围见渗出,管壁稍增强,一般呈现十二指肠球部黏膜皱襞增粗而不规则,但肠腔无明显变形,故 CT 对本病的诊断阳性率不高。

【鉴别诊断】

1. 十二指肠溃疡　X 线造影可见十二指肠球部变形,典型表现可见局部龛影形成。

2. 十二指肠结核　X 线造影多以黏膜破坏、肠腔狭窄、龛影为主要表现,狭窄段的近端肠腔扩张,但扩张段至狭窄段是逐渐移行的,与癌肿截然分界明显不同。此外,结核常伴有十二指肠激惹征,应结合临床表现与化验结果做出诊断。

3. 克罗恩病　克罗恩病属非特异性炎症,常与小肠、结肠同时发病,单纯局限于十二指肠的克罗恩病罕见。十二指肠克罗恩病的病变范围多较广泛,表现为黏膜粗乱、多发息肉状充盈缺损及小溃疡,应与十二指肠淋巴肉瘤鉴别。克罗恩病的小溃疡具有特征,为多发性,呈"毛刺状",位于边缘,如发现长瘘管形成则更符合克罗恩病的特征。

第二节　十二指肠溃疡

病例　男,33 岁,长途汽车司机,主诉:间断夜间上腹痛 1 年余,空腹时明显。查体:中上腹部有轻压痛。X 线造影充盈加压像,十二指肠球部变形,局部可见一龛影,突出肠腔外,内见对比剂充填(图 3-2A);充盈像,溃疡与肠腔经一窄颈相连(图 3-2B)。

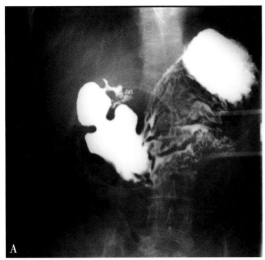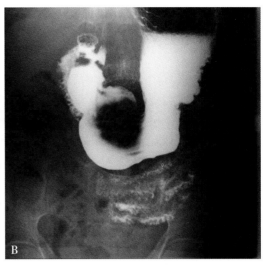

A. 加压像；B. 充盈像

图 3-2 十二指肠溃疡 X 线造影表现

诊断思路

33 岁男性，长途汽车司机，饮食不规律，间断上腹痛，且为夜间痛，进食后好转，具有周期性，上消化道 X 线造影提示十二指肠球部变形，充盈加压像可见局部龛影形成，有激惹征象。结合患者临床表现及典型 X 线造影特征，可诊断为十二指肠溃疡。

临床要点

十二指肠溃疡（duodenal ulcer，DU）是我国人群中常见病、多发病之一，是消化性溃疡的常见类型，多见于青壮年，其发病率是胃溃疡的 2～3 倍。与胃酸分泌异常、幽门螺杆菌感染、非甾体抗炎药（NSAID）、生活及饮食不规律、工作及外界压力、吸烟、饮酒以及精神心理因素密切相关。好发于十二指肠球部，其次为十二指肠降部，其他部位甚为少见。

单发溃疡呈圆形、椭圆形，大小和深浅不一。单发溃疡大小可为 1～3 mm，多数不超过 10 mm。溃疡周围有炎性浸润、水肿和纤维组织增生。慢性者因瘢痕形成而产生球部变形。约 1/4 为多发溃疡，可有 2～3 个小溃疡分布于前壁或后壁。若两个溃疡在前、后壁相对应，称为十二指肠对吻溃疡。若与胃溃疡同时存在，称为复合性溃疡。据报道十二指肠球部线状溃疡发生率为 4.3%～20.3%，多在邻近幽门管部，以小弯侧为中心，累及前壁或后壁，75%～90% 长于 2 cm。半数以上深达肌层乃至浆膜层。常见的并发症主要有出血、穿孔。

【影像学表现】

1. X 线表现

（1）直接征象：十二指肠溃疡 90% 以上发生在十二指肠球部，多见于十二指肠球部偏基底部。十二指肠球部溃疡直接征象为龛影，常较胃溃疡小，直径多为 4～12 mm，多在后壁和前壁。此龛影横断位图像上近似"火山口",表现为类圆形或米粒状致密钡斑影,其边缘大多光滑整齐,周围常有一圈透明带,或有放射状黏膜纠集,可以是单个或多个。龛影通常使用加压法和双重造影法才能显示。

(2)间接征象:恒定的十二指肠球部变形为球部溃疡的重要间接征象。许多十二指肠球部溃疡不易显出龛影,恒定的球部变形也可做出溃疡的诊断。球部变形主要是由于痉挛、瘢痕收缩、黏膜水肿所致,可以是"山"字形、三叶形、葫芦形等。有时在变形的十二指肠球部仍可显示龛影,十二指肠球部溃疡愈合后龛影消失,变形可继续存在。十二指肠球部溃疡其他间接征象包括以下几个方面:①激惹征,表现为钡剂到达十二指肠球部后不易停留,迅速排出;②幽门痉挛,开放延迟;③胃分泌增多和胃张力及蠕动方面的改变等,也常伴有胃窦炎的一些表现如胃黏膜皱襞的粗乱、迂曲等;④造影检查时,十二指肠球部有固定压痛。

2. CT表现 CT有助于了解有无穿孔等并发症,可以敏感地发现腹部少量游离气体及局限性腹膜炎表现,显示急性穿孔的腹腔内游离气体,也能显示亚急性或慢性穿孔时被包裹的局限性零星气体(十二指肠、小网膜囊、肝门部)与包块影。还能同时显示肠壁缺损或溃疡(最明确的征象),溃疡部位管腔壁增厚伴狭窄,由穿孔引起的后腹膜脓肿,邻近肠系膜脂肪呈"缆绳征"或有游离液体。为使气体影能与腹膜下或腹内脂肪影做出鉴别,CT检查时应取纵隔窗位($-30 \sim -20$ Hu),而不取腹部窗位($20 \sim 30$ Hu)成像。

3. 超声表现

(1)直接征象:典型溃疡表现是球壁水肿增厚、凹陷及强回声斑。当溃疡直径在10 mm之内时,多表现为球壁局部黏膜缺损凹陷;而凹陷周围球壁水肿增厚在10 mm左右,凹陷表面强回声黏附,溃疡表现为口大底小。

(2)间接征象:球腔变窄,充盈减小;球部变形,外形不规则,同时伴有幽门开放不良。

4. 内镜表现 内镜下表现为十二指肠球部黏膜的充血水肿,或者是有点状的糜烂,或者是陈旧的出血。

【鉴别诊断】

十二指肠恶性肿瘤的溃疡:十二指肠球部发病率很低,主要表现为黏膜破坏、消失,并可向腔外蔓延形成肿块,有时可压迫邻近器官。CT扫描可见腔外软组织块影,可供鉴别。

第三节 十二指肠憩室

病例1 男,48岁,主诉:腹部不适半月余。X线造影充盈像,十二指肠降部类圆形囊袋影,边界清晰,突出于肠腔外,囊袋与肠腔经一窄颈相连(图3-3A、B)。CT横断位平扫,十二指肠降部见气-液平囊袋影(图3-3C);CT横断位动脉期,十二指肠壁轻度强化,憩室内未见强化影(图3-3D);CT横断位静脉期,显示憩室壁强化程度与十二指肠壁相仿(图3-3E);CT冠状位静脉期,显示囊袋位于降部,以一窄颈与肠腔相连,内呈含气影(图3-3F)。

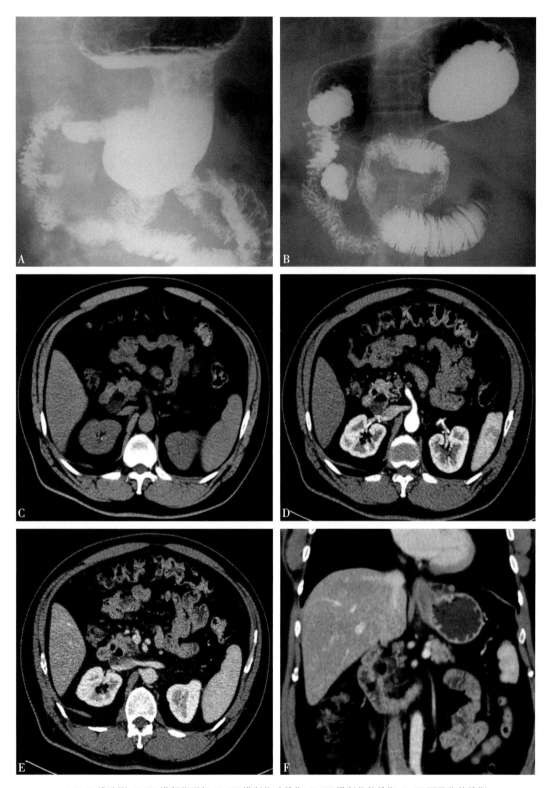

A、B. X 线造影；C. CT 横断位平扫；D. CT 横断位动脉期；E. CT 横断位静脉期；F. CT 冠状位静脉期

图 3-3 十二指肠憩室 X 线造影、CT 表现

诊断思路

　　患者,中年男性,腰部不适,X线造影及CT提示十二指肠降部含气囊袋影,结合典型影像学征象,诊断为十二指肠降部憩室。

　　病例2　男,71岁,主诉:腹痛、恶心、呕吐2天余。查体:剑突下两指有压痛,全身黄染。实验室检查:白细胞计数15.21×10^9/L(↑),中性粒细胞百分数92.5%(↑),谷草转氨酶235 U/L(↑),总胆红素107.7 μmol/L(↑),糖类抗原19-9 50.3 U/mL(↑)。CT横断位平扫及冠状位、矢状位平扫图像示胆总管及肝内、外胆管扩张,十二指肠降部见含气囊袋影(图3-4A~C)。磁共振胰胆管成像(magnetic resonance cholangiopancre atography, MRCP)示肝内、外胆管扩张,胆总管最宽处宽约22 mm(图3-4D)。

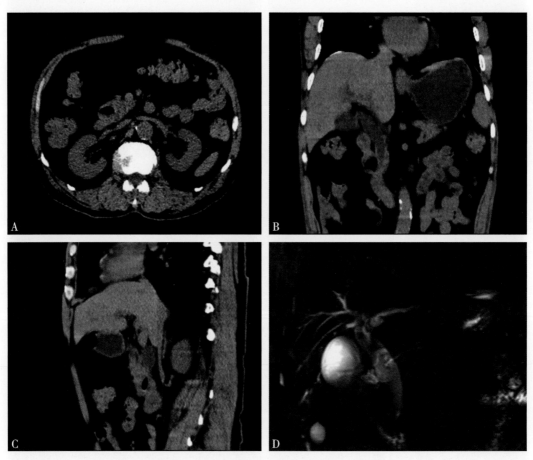

A. CT横断位平扫;B. CT冠状位平扫;C. CT矢状位平扫;D. MRCP
图3-4　十二指肠乳头旁憩室综合征CT表现

诊断思路

　　71岁男性,腹部不适,慢性病程,造影示十二指肠降部突出腔外类圆形囊袋影,CT可见降部含气-液平囊袋影。结合患者临床表现及典型影像学特征,诊断为十二指肠降部憩室。

临床要点

十二指肠憩室(duodenal diverticulum)在我国占消化道憩室首位。多见于高龄患者,30岁以下少见。其发病可能与先天性肠壁发育薄弱、十二指肠蠕动压力增高有关。病理上为多层或单层肠壁向腔外呈袋状突出。该病多为单发,20%为多发。60%~70%见于十二指肠降部内侧,其次见于水平部和升部。憩室存在多无症状,仅20%左右可以引起症状,多在体检或发生并发症时才被发现,仅7.5%合并炎症。

【影像学表现】

1. X线表现　十二指肠憩室表现为突出于肠腔的囊袋影,轮廓整齐清晰,边缘光滑。加压后可见龛影中有黏膜纹理延续到十二指肠,有的龛影在钡剂排空后,见到憩室腔内残留的钡剂阴影较大的憩室,颈部较宽,在憩室内有时可见"气-液平面"。立位检查时,较大的憩室因含有气体、液体和钡剂,可见不同密度的分层界面。憩室内若有食物残渣、凝血块、结石或肿物,可形成充盈缺损。若合并憩室炎或憩室周围炎,可见黏膜增粗、憩室边缘不规整或变形。

2. CT表现　憩室通常表现为突出于十二指肠肠壁之外的圆形或卵圆形囊袋状影,浆膜面轮廓光滑。由于憩室多由一窄颈与肠腔相连,CT除可显示进入其内的阳性对比剂影外,常可见其内含有气体影。十二指肠憩室的典型CT表现提示病变处于稳定期,表明憩室并未继发感染、穿孔等并发症。当表现为憩室壁增厚及显著强化、肿块形成及其周围组织或间隙液性渗出或积气时,是憩室继发感染或穿孔的重要CT征象,具有十分重要的临床意义。

3. 超声表现　紧邻十二指肠的条索状强回声、短轴切面呈"双腔征"、周边片状高回声区(和/或二次水充盈后气液混合)即可锁定十二指肠腔外含气、强回声型憩室的诊断。

4. 内镜表现　除可发现憩室的开口,还可了解憩室与十二指肠乳头的关系,为确定手术方案提供依据。

【鉴别诊断】

通常X线及CT诊断较为明确,无须鉴别。

第四节　十二指肠淤滞症

病例1　女,11岁,主诉:间断腹痛2月余。消化道X线造影示十二指肠水平部见"笔杆"样压迹(图3-5A);立位充盈像,十二指肠水平部近端扩张,远端未见显影(图3-5B)。CT横断位动脉期图像示肾静脉最窄处长度约为1.55 mm,肾静脉最宽处长度约为4.71 mm(图3-5C、D)。计算机体层成像血管造影(CTA)VR图像示肠系膜上动脉与腹主动脉之间夹角为20.3°(图3-5E)。超声示腹主动脉与肠系膜上动脉的夹角约21°(图3-5F)。

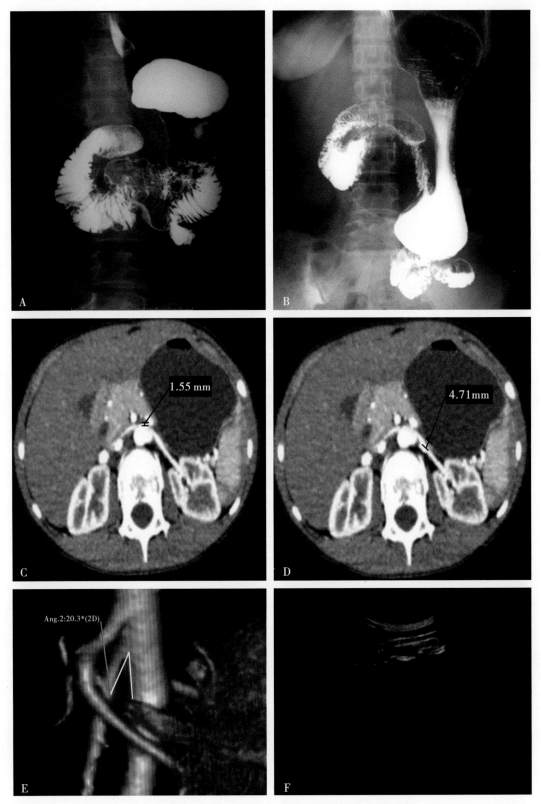

A、B. X 线造影；C、D. CT 横断位动脉期；E. CTA 容积重建；F. 超声

图 3-5　十二指肠淤滞症 X 线造影、CT、CTA 及超声表现

诊断思路

  患儿,女性,间断腹痛,造影示十二指肠水平段见"笔杆"样压迹,十二指肠近段对比剂淤滞,CTA 提示肠系膜上动脉与腹主动脉夹角变小,十二指肠近端扩张。结合患者临床表现及典型影像学特征,诊断为肠系膜上动脉压迫综合征。

  病例 2 女,53 岁,主诉:间断腹胀 1 年余,再发 1 月余。CT 横断位动脉期,十二指肠水平段走行于肠系膜上动脉及腹主动脉之间,局部受压变窄(图 3-6A);CT 矢状位动脉期,肠系膜上动脉与腹主动脉夹角变小(图 3-6B);CT 横断位动脉期,十二指肠近端肠管扩张积液(图 3-6C、D);CT 矢状位、冠状位静脉期,十二指肠近端扩张积液(图 3-6E、F)。

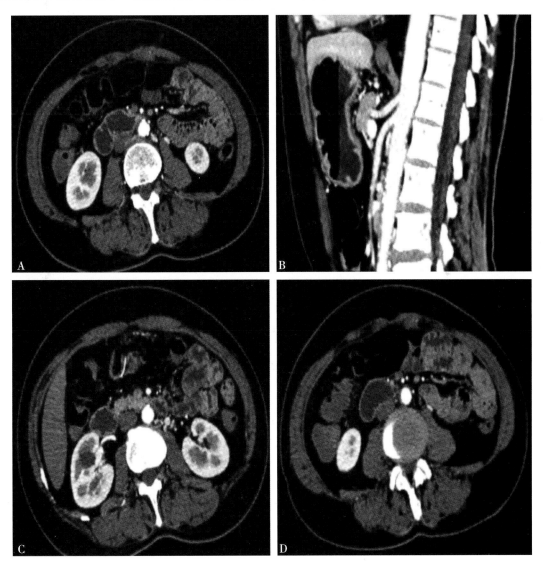

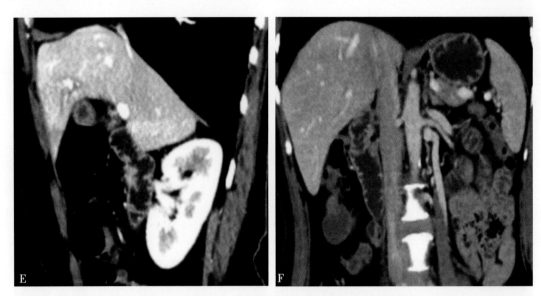

A. CT 横断位动脉期；B. CT 矢状位动脉期；C、D. CT 横断位动脉期；E. CT 矢状位动脉期；F. CT 冠状位静脉期

图3-6　十二指肠淤滞症 CT 表现

诊断思路

53 岁女性，间断腹胀，CT 示肠系膜上动脉与腹主动脉夹角变小，十二指肠近端扩张、积液。结合患者临床表现及典型影像学特征，诊断为肠系膜上动脉压迫综合征。

临床要点

十二指肠淤滞症是指各种原因引起的十二指肠阻塞，以致阻塞的部位近端扩张，食糜淤积而产生的临床综合征。最常见于肠系膜上动脉压迫所致，故又称肠系膜上动脉综合征。其他原因包括十二指肠内外占位压迫、十二指肠远端或近端空肠浸润性疾病和炎症以及粘连缩窄等。临床表现多为上腹部疼痛，并且该病可诱发十二指肠球部溃疡和恶心、呕吐、腹胀等非典型消化道临床症状。多见于瘦长体型的中青年女性或长期卧床者。

【影像学表现】

1. X 线造影表现　在缓解期多无异常发现，发作期可见十二指肠压迫征象，于水平段中心处呈"纵形刀样"阻断或呈"瀑布状"下落，钡剂通过欠佳，近端肠管扩张并可见"钟摆样"蠕动，蠕动亢进且逆蠕动频繁，20% 可伴有胃扩张。

2. CT 表现　肠系膜上动脉与腹主动脉之间的夹角减小，夹角处左肾静脉管腔变窄，最窄处与最宽处管径的比值小于 1∶3。另可见十二指肠水平部受压变窄。

3. 超声表现　定时超声显像有较高的诊断价值，超声诊断十二指肠淤滞症的标准为肠系膜上动脉与腹主动脉夹角小于 13°，受压处十二指肠内径小于 1.0 cm。

【鉴别诊断】

十二指肠梗阻：梗阻段十二指肠黏膜改变，可见黏膜纠集、缺损、破坏，对比剂通过受阻，CT 可提示肠壁增厚，占位效应，易鉴别诊断。

第五节 十二指肠良性肿瘤

一、十二指肠腺腺瘤

病例1 男,58岁,主诉:间断上腹痛2月余。CT横断位平扫,十二指肠降部管腔可见一软组织结节影,边缘清晰(图3-7A);CT横断位动脉期,病灶呈明显均匀强化(图3-7B);CT横断位静脉期,病灶强化程度与动脉期相似(图3-7C);CT冠状位和矢状位动脉期,显示病灶范围(图3-7D、E)。病理结果示符合(十二指肠乳头)绒毛膜腺瘤,肌间见分化好的腺体(图3-7F)。

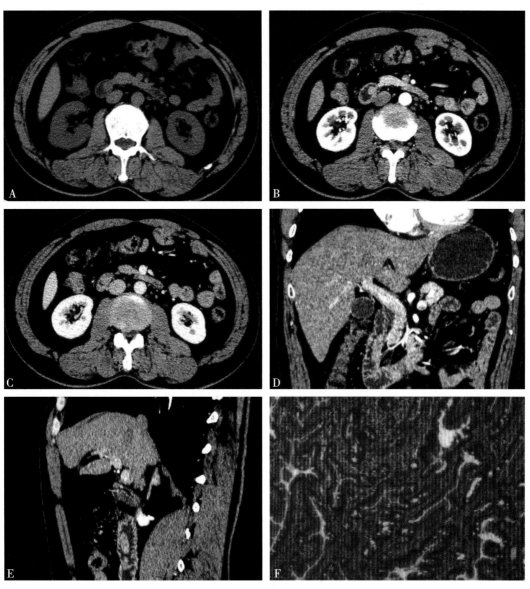

A. CT横断位平扫;B. CT横断位动脉期;C. CT横断位静脉期;D. CT冠状位动脉期;E. CT矢状位动脉期;F. 病理

图3-7 绒毛膜腺瘤CT及病理表现

诊断思路

58岁男性,间断上腹痛,CT示十二指肠降部软组织隆起,病理示绒毛膜腺瘤。结合患者临床表现及典型影像学特征,诊断为十二指肠腺绒毛膜腺瘤。

病例2 女,73岁,主诉发现十二指肠息肉4年,食欲减退1个月。CT横断位平扫,十二指肠降部管腔内可见多发结节状软组织影(图3-8A);CT横断位动脉期,病灶呈轻度强化(图3-8B);CT横断位、冠状位及矢状位静脉期,病灶强化程度与动脉期相似(图3-8C～E)。病理显示符合十二指肠绒毛膜腺瘤,部分腺体中度异型增生,提示癌变(图3-8F)。消化道X线造影,十二指肠降段黏膜紊乱并局部黏膜中断(图3-8G)。消化道内镜示十二指肠降部四壁"结节样"隆起,表面充血,腺管开口呈"脑回状",乳头不能明视(图3-8H)。

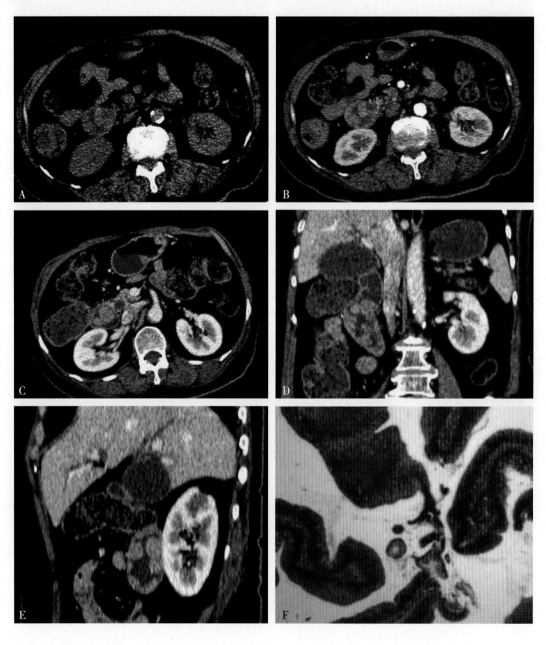

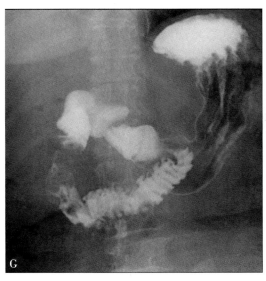
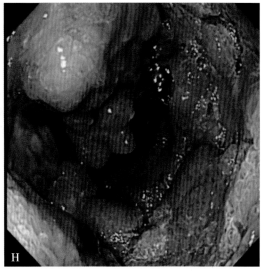

A. CT 横断位平扫;B. CT 横断位动脉期;C. CT 横断位静脉期;D. CT 冠状位静脉期;E. CT 矢状位静脉期;F. 病理;G. X 线造影;H. 消化道内镜

图3-8 多发性绒毛膜管状腺瘤表现伴局部癌灶、CT、病理、X 线造影及消化道内镜表现

诊断思路

73 岁女性,以"发现十二指肠息肉 4 年,食欲减退 1 个月"为主诉,造影示十二指肠降部多发充盈缺损影,CT 示降部管腔内壁多发结节隆起,病理示绒毛膜腺瘤。结合患者临床表现、典型影像学特征及病理结果,诊断为十二指肠腺绒毛膜腺瘤。

病例 3 女,65 岁,主诉:上腹部胀痛不适 3 月余。CT 横断位平扫,十二指肠球部见类圆形软组织密度影(图 3-9A);CT 横断位动脉期,病灶呈边缘环形强化,中央显示稍低密度(图 3-9B);CT 横断位、冠状位和矢状位静脉期,强化渐趋均匀(图 3-9C ~ E)。病理示十二指肠腺腺体增生,符合十二指肠腺腺瘤(图 3-9F)。超声内镜及消化道内镜,病灶处呈混合改变,起源于黏膜下层,与固有肌层分界不清,横切面大小约 11.6 mm ×17.6 mm(图 3-9G、H)。

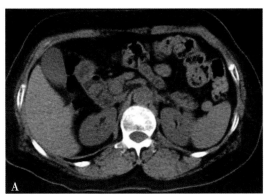
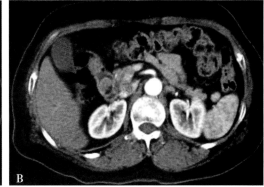

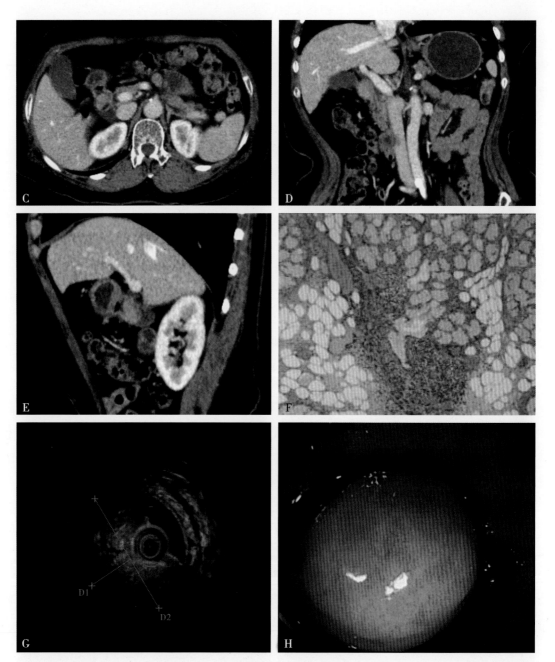

A.CT 横断位平扫；B.CT 横断位动脉期；C.CT 横断位静脉期；D.CT 冠状位静脉期；E.CT 矢状位静脉期；F.病理；G.超声内镜；H.消化道内镜

图3-9　十二指肠腺腺瘤 CT、病理、超声内镜及消化道内镜表现

诊断思路

　　65 岁女性，上腹部胀痛不适，CT 示十二指肠降部肠壁圆形结节，隆起突入管腔，病理示十二指肠腺腺瘤（duodenal gland adenomas）。结合患者临床表现、典型影像学特征及病理结果，诊断为十二指肠腺腺瘤。

病例4 男,58岁,主诉:上腹部胀痛不适3月余。CT横断位平扫,十二指肠降部管壁增厚,管腔狭窄(图3-10A);CT横断位动脉期,可见一软组织密度影,边界模糊,呈中度强化(图3-10B);CT横断位静脉期,病灶强化程度与动脉期相似,边界清晰(图3-10C);CT冠状位和矢状位静脉期,显示病灶范围(图3-10D、E)。病理结果示符合(十二指肠球部)十二指肠腺腺瘤(图3-10F)。

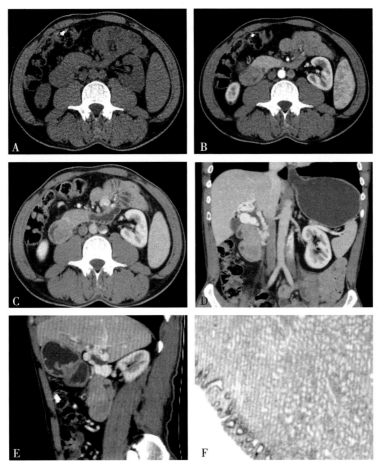

A. CT横断位平扫;B. CT横断位动脉期;C. CT横断位静脉期;D. CT冠状位静脉期;E. CT矢状位静脉期;F. 病理

图3-10 十二指肠腺腺瘤CT及病理表现

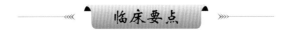

诊断思路

58岁男性,上腹部胀痛不适3月余,CT示十二指肠降部软组织隆起。结合患者临床表现、典型影像学特征及病理结果,诊断为十二指肠腺腺瘤。

临床要点

原发十二指肠良性肿瘤以腺瘤为主,占90%,起源于黏膜,除十二指肠腺腺瘤外,还包括管状腺瘤、绒毛状腺瘤和管状绒毛状腺瘤(即混合腺瘤),好发于十二指肠降部和升部。十二指肠腺腺瘤早期因缺乏特异性临床表现,故诊断较困难,最常见的症状是上腹部隐痛不适和上消化道出血。若腺瘤发生于壶腹部,还可出现梗阻性黄疸、胆管炎、胰腺炎等临床表现。其具有恶变可能性,手术是首选的治疗方式。

【影像学表现】

1.X线造影表现 十二指肠腺腺瘤常为单发,表现为腔内圆形或椭圆形轮廓光滑的充盈缺损,肿块较大时可有分叶。有糜烂与溃疡形成时其表面显示钡斑与龛影,肿瘤周围黏膜正常,管壁柔软。多发性腺瘤呈多数小的圆形充盈缺损,类似"蜂窝状"。带蒂腺瘤加压时可显示肿瘤蒂部,且有移位为其特点。显示肿瘤蒂部和位置改变是本病特征,具有确诊价值。

2.CT表现 可表现为肠壁不规则增厚,部分为肿块突入肠管内,肿物基底较窄,局部肠壁凹陷,肠外无肿大淋巴结;或表现为"菜花样",但瘤体及管壁均较柔软。若病灶发生于第二段肝胰壶腹处,可引起胰、胆管出口受阻,可见胆总管及胰管扩张,呈现"双管征",为独特的间接征象。

3.MRI表现 见肠腔内肿物,可伴有肠周脂肪间隙变浅或消失。

4.内镜表现 边缘清晰、表面光滑、质地柔软、无溃疡及自发性出血;微红色伴有糜烂或易出血的结节性病灶多提示为恶性肿瘤;若镜下见邻近十二指肠黏膜溃疡或肠壁褶皱呈收敛状态,则提示肿瘤侵入十二指肠壁或胰腺实质。

【鉴别诊断】

1.间质瘤 钡剂造影表现为类圆形或椭圆形充盈缺损,边缘光滑,少数由于肿瘤的牵拉显示类似"蒂"的表现,与腺瘤很难鉴别。在CT上间质瘤常表现为富血管肿瘤。

2.腺癌 通常表现为不规则的充盈缺损,黏膜皱襞破坏。局部肠壁僵硬,肠管可狭窄,病变区可有龛影。腺癌影像学表现典型者鉴别诊断不难,但当病变早期病灶较小、脏器结构受累较轻时,良性腺瘤与之不易鉴别。

3.十二指肠平滑肌瘤 多较大、宽基底,表面也可有溃疡,与十二指肠腺绒毛状腺瘤也非常类似,但它是非上皮性肿瘤,有向腔外生长的趋势,局部肠蠕动消失。

二、十二指肠脂肪瘤

病例1 女,56岁,主诉:腹痛、腹胀2年余。实验室检查:白细胞计数11.53×10^9/L(↑),肿瘤异常糖链糖蛋白(TAP)98.056 U/mL,属于正常范围。CT横断位平扫,十二指肠降部可见不规则脂肪密度影,CT平均值为-76 Hu(图3-11A);CT横断位动脉期及静脉期、CT冠状位动脉期和CT矢状位动脉期,病灶未见明显强化(图3-11B~E)。消化道内镜及超声内镜检查示局部黏膜隆起,表面光滑完整,病灶处呈高回声改变,起源于黏膜肌层,部分横切面大小约15 mm×20 mm(图3-11F、G)。病理显示黏膜慢性炎,黏膜下层见较多分化好的脂肪细胞(图3-11H)。

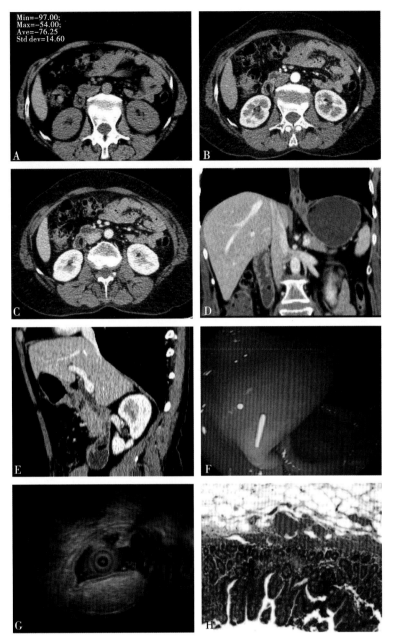

A. CT 横断位平扫；B. CT 横断位动脉期；C. CT 横断位静脉期；D. CT 冠状位
静脉期；E. CT 矢状位动脉期；F. 消化道内镜；G. 超声内镜；H. 病理

图 3-11 十二指肠脂肪瘤 CT、消化道内镜、超声内镜及病理表现

诊断思路

56 岁女性，腹痛、腹胀 2 年余，呈间断性，进餐后加重，与活动无关。查体：未见异常。CT 表现为十二指肠降部不规则脂肪密度影，增强后未见明显强化。消化道内镜及超声内镜示病灶处呈高回声改变，起源于黏膜肌层。结合患者的临床表现及影像学特征，拟诊断为十二指肠脂肪瘤。

病例 2 女，59 岁，主诉：胃胀 3 月余。查体：左上腹压痛。实验室检查：C 反应蛋白 9.14 mg/L（↑），红细胞沉降率 43 mm/h（↑），白细胞计数 10.76×10^9/L（↑），肿瘤异常糖链糖蛋白

108.084 U/mL,属于正常范围。CT 横断位平扫,十二指肠水平部可见条状脂肪密度影(图 3-12A);CT 横断位动脉期及静脉期、CT 冠状位动脉期和 CT 矢状位动脉期,病灶未见明显强化(图 3-12B ~ E)。病理示黏膜下脂肪瘤(图 3-12F)。

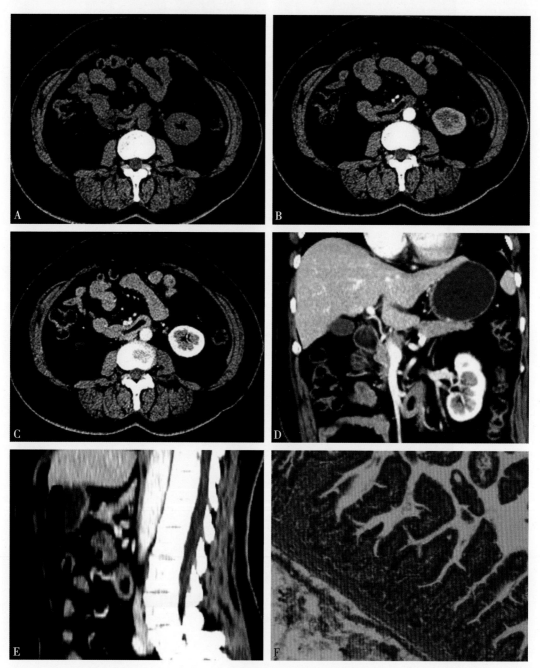

A. CT 横断位平扫;B. CT 横断位动脉期;C. CT 横断位静脉期;D. CT 冠状位动脉期;E. CT 矢状位动脉期;F. 病理

图 3-12　十二指肠脂肪瘤 CT 及病理表现

诊断思路

59 岁女性,自觉餐后腹痛、腹胀,可自行缓解,查体:左上腹压痛。CT 表现为十二指肠水平部条状脂肪密度影,增强后未见明显强化,结合患者临床表现及病理结果,综合考虑诊断为十二指肠脂肪瘤。

　　病例3　男,65岁,主诉:体检发现十二指肠隆起2周。查体:腹部无压痛、反跳痛,腹部柔软,无包块。实验室检查未见异常。CT横断位平扫,十二指肠降部见一类圆形脂肪密度影(图3-13A);CT横断位动脉期、静脉期均未见强化(图3-13B、C);CT冠状位静脉期(图3-13D)和CT矢状位静脉期可多方位显示其位置与邻近组织(图3-13E)。消化道内镜下见降部肿物,顶端凹陷(图3-13F)。病理示十二指肠脂肪瘤(图3-13G、H)。

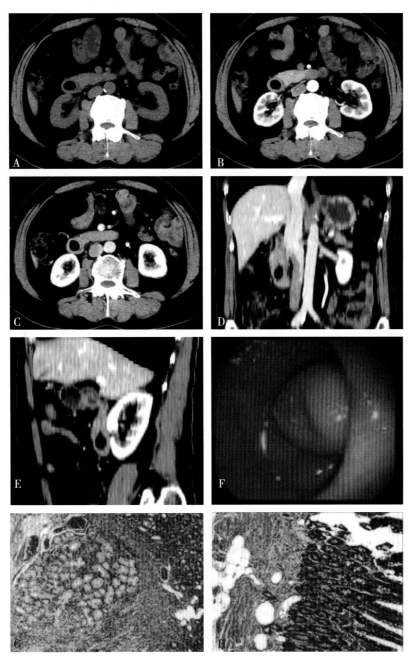

　　A.CT横断位平扫;B.CT横断位动脉期;C.CT横断位静脉期;D.CT冠状位静脉
期;E.CT矢状位静脉期;F.消化道内镜;G、H.病理

图3-13　十二指肠脂肪瘤CT、消化道内镜及病理表现

诊断思路▮▮▮

65 岁男性,以"体检发现十二指肠隆起 2 周"为主诉入院,查体腹部柔软、无包块。CT 表现:十二指肠降部局部管壁增厚,内见脂肪密度影,增强扫描未见强化。消化道内镜示"息肉样"肿物,外似有包膜,包膜完整。病理诊断为黏膜下脂肪瘤。

病例 4　女,53 岁,主诉:间断腹胀 3 年余。实验室检查:肿瘤异常糖链糖蛋白 159.236 U/mL(↑)。CT 横断位平扫,十二指肠降部可见不规则脂肪密度影,CT 平均值为−71 Hu(图 3−14A);CT 横断位动、静脉期,病灶未见明显强化(图 3−14B、C);CT 冠状位、矢状位动脉期,病灶未见明显强化(图 3−14D、E)。超声内镜及消化道内镜检查示球部和降部交界处局部黏膜隆起,表面光滑,色泽发黄,病灶处呈高回声改变,起源于黏膜下层,大小约 15 mm×20 mm×15 mm(图 3−14F、G)。病理符合十二指肠脂肪瘤(图 3−14H)。

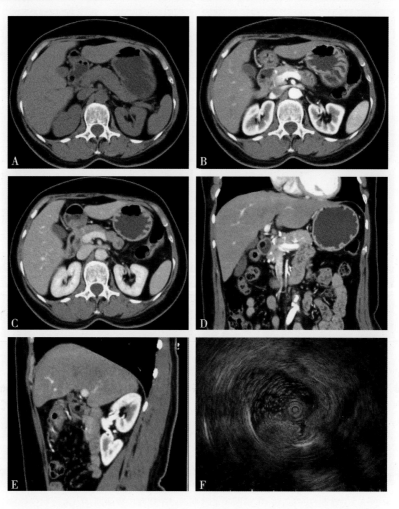

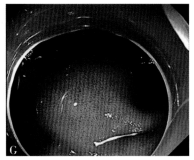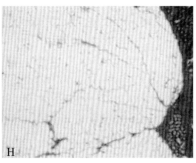

A. CT 横断位平扫；B. CT 横断位动脉期；C. CT 横断位静脉期；D. CT 冠状位动脉期；E. CT 矢状位动脉期；F. 超声内镜；G. 消化道内镜；H. 病理

图 3-14　十二指肠脂肪瘤 CT、超声内镜、消化道内镜及病理表现

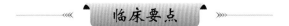

诊断思路

53 岁女性，间断腹胀 3 年余，伴嗳气、呃逆等不适。查体：未见异常。CT 表现为十二指肠球部片状脂肪密度影，增强后未见明显强化。超声内镜示病灶处呈高回声改变，起源于黏膜下层。结合患者的临床表现及影像学特征，拟诊断为十二指肠脂肪瘤。

临床要点

十二指肠脂肪瘤是肠原发性良性少见肿瘤，多起源于黏膜下层，起病原因不明。其生长缓慢，可能与全身脂肪代谢障碍、肠营养不良和肠源性脂肪代谢障碍等有关。临床症状不典型，瘤体较小时可无临床症状和体征，随着瘤体逐渐增大，患者可出现腹痛、腹胀、恶心、呕吐等症状，当肿瘤表面糜烂或溃疡时可出现消化道出血，部分可致肠套叠。

【影像学表现】

1. X 线造影表现　腔内可见一边缘光滑的充盈缺损影，质软，加压检查可变形。

2. CT 表现　较小的瘤体 CT 扫描不易检出，对于较大病变 CT 检查的特殊价值是能直接显示腔内大小不等类圆形、卵圆形脂肪密度肿块，CT 值为 -118 ~ -78 Hu，增强后肿瘤无强化，包膜强化。

3. 超声内镜表现　超声内镜对该病最具诊断价值，表现为起源于黏膜下层的密集高回声团块，边界清楚，内部回声均匀。

4. MRI 表现　肿瘤 T_1WI 呈高信号，脂肪抑制 T_2WI 呈低信号。

【鉴别诊断】

单发十二指肠腺腺瘤：以十二指肠球部多见，消化道造影表现为清晰的孤立性、圆形的充盈缺损，表面光滑，两者在胃肠造影上易混淆；腺瘤在 CT 及 MRI 上的表现为均匀或不均匀肿块，增强扫描呈逐渐强化，而脂肪瘤的 CT、MRI 对脂肪显示有特异性而且肿瘤不强化。

三、十二指肠错构瘤

病例 1　男,48 岁,主诉:恶心、呕吐 1 月余。实验室检查:白细胞计数 $11.5×10^9/L(↑)$。CT 横断位平扫,十二指肠降部可见混杂密度的肿块影,含较多脂肪成分(图 3-15A);CT 横断位动脉期,病灶呈不均匀强化(图 3-15B);CT 横断位静脉期,病灶强化程度与动脉期相似(图 3-15C);CT 冠状位动脉期,病灶呈不均匀强化(图 3-15D);CT 矢状位静脉期,清晰显示病灶内脂肪密度影(图 3-15E);CT 冠状位静脉期示病灶远端呈类盲端样改变,见线状黏膜样强化,符合肠套叠表现(图 3-15F);测量病灶内局部密度均值为 -42.5 Hu(图 3-15G)。病理显示符合十二指肠错构瘤,局部腺体呈"腺瘤样"增生(图 3-15H)。

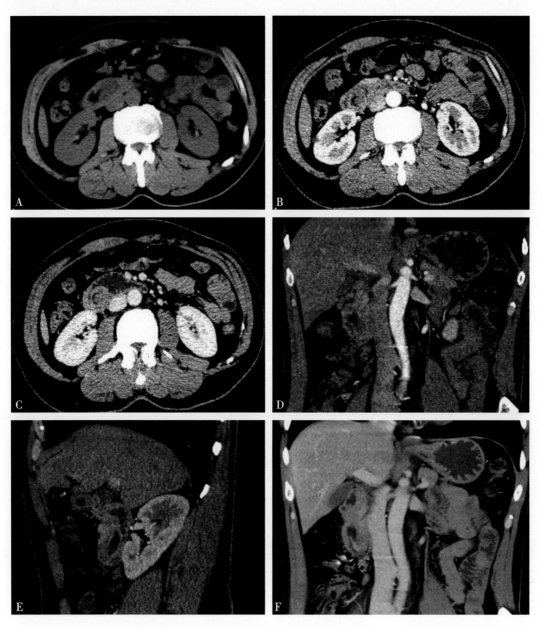

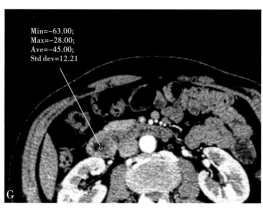
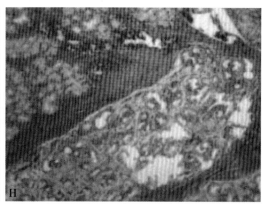

A.CT 横断位平扫；B.CT 横断位动脉期；C.CT 横断位静脉期；D.CT 冠状位动脉期；E.CT 矢状位静脉期；F.CT
冠状位静脉期；G.CT 横断位动脉期；H.病理

图 3-15 十二指肠错构瘤 CT 及病理表现（病例 1）

诊断思路

48 岁男性，餐后恶心、呕吐 1 月余，呕吐物为胃内容物，不含黄色胆汁，就诊 1 周前出现柏油样便，查体：未见异常。CT 横断位示十二指肠降部与水平部交界处软组织影突向管腔，内见脂肪密度影，增强后轻中度强化。冠状位示病灶远端呈类盲端样改变，内见线状黏膜样强化。病理提示十二指肠错构瘤。

病例 2　男，48 岁，主诉：腹胀 2 月余。查体阴性。实验室检查：降钙素原 1.020 ng/mL（↑），白细胞计数 $11.8×10^9$/L（↑）。CT 横断位平扫，十二指肠降部可见软组织肿块影（图 3-16A）；CT 横断位动脉期，病灶密度不均，呈中度不均匀强化（图 3-16B）；CT 横断位静脉期，病灶强化程度与动脉期相似（图 3-16C）；CT 冠状位静脉期（图 3-16D）；CT 矢状位静脉期（图 3-16E）。病理显示符合十二指肠错构瘤，呈反应性增生性改变（图 3-16F）。

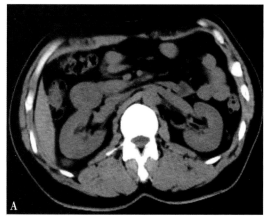
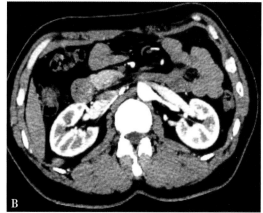

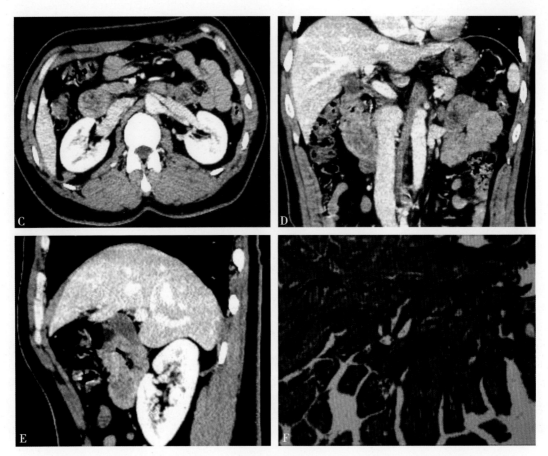

A.CT横断位平扫;B.CT横断位动脉期;C.CT横断位静脉期;D.CT冠状位静脉期;E.CT矢状位静脉期;F.病理

图3-16 十二指肠错构瘤CT及病理表现(病例2)

诊断思路

48岁男性,腹胀,餐后明显,无发热,无恶心、呕吐,查体:未见异常。CT示十二指肠降部管壁增厚,可见软组织密度团块影,增强扫描呈中度不均匀强化。结合患者病理结果,综合考虑为十二指肠错构瘤。

临床要点

十二指肠错构瘤,也称为Brunner腺错构瘤,属于良性肿瘤,约占十二指肠良性肿瘤的10.6%。十二指肠错构瘤主要由Brunner腺体、平滑肌、纤维结缔组织以及血管构成。肠错构瘤大部分为良性,但存在恶变的可能。十二指肠错构瘤可引起十二指肠溃疡、出血、穿孔、肠梗阻、反酸、嗳气、黑便;也可能会有肠套叠、胰腺炎和梗阻性黄疸等临床表现。

【影像学表现】

1.X线造影表现 十二指肠球部或降部类圆形的充盈缺损,边界清晰,无激惹或龛影。

2.内镜表现 黏膜呈暗红色,水肿,表面光滑,局部黏膜隆起、边界清晰。

3. CT/MRI 表现 CT 及 MRI 对空腔脏器检查的敏感性高于 B 超,可以较好地显示病变的位置、大小、密度以及与周围病变的比邻关系等,尤其是病灶中的脂肪及钙化成分,可较好地用于疾病诊断及鉴别诊断。

目前认为超声内镜是十二指肠错构瘤的首选检查,可以对肿物进行定位,并通过镜下活检进行定性。

【鉴别诊断】

1. 十二指肠腺腺瘤 呈单个息肉样生长,多带蒂,基底部较宽,部分腺瘤可恶变,且多见于老年人,鉴别有赖于病理检查。

2. 十二指肠脂肪瘤 呈腔内大小不等类圆形、卵圆形脂肪密度肿块,增强后肿瘤无强化,包膜强化。T_1WI 呈高信号,脂肪抑制 T_2WI 呈低信号。

3. 十二指肠息肉 可分为炎性息肉和腺瘤性息肉,呈单发或多发,常有蒂,肿瘤突出腔内,表面光滑,通常无溃疡,但有浅表糜烂。钡餐加压或气钡双重造影检查较易显示肿瘤蒂,且有移位特点。

第六节 十二指肠恶性肿瘤

一、十二指肠腺癌

病例1 男,56 岁,主诉:巩膜及皮肤黄染 1 月余,加重 1 周。实验室检查:C 反应蛋白 80.39 mg/L,癌胚抗原 7.33 ng/mL(↑),糖类抗原 19-9 373 U/mL(↑),肿瘤异常糖链糖蛋白 158.487 U/mL(↑),总胆红素 244.3 μmol/L(↑),直接胆红素 217.1 μmol/L(↑),间接胆红素 27.2 μmol/L(↑)。CT 横断位平扫,十二指肠降部管壁不规则增厚,相应管腔狭窄,与胰头分界不清(图 3-17A);CT 横断位动脉期,病灶呈中度强化(图 3-17B);CT 横断位静脉期,病灶强化程度与动脉期相似(图 3-17C);CT 冠状位及矢状位静脉期,显示十二指肠球部肿块呈中度强化,伴肝内外胆管系统扩张(图 3-17D、E)。病理显示符合十二指肠腺癌,中分化,累及十二指肠壁全层(图 3-17F)。MRI 冠状位 T_2 加权像,病灶呈稍长 T_2 信号(图 3-17G)。磁共振胰胆管成像示肝内胆管、左右肝管、肝总管、胆囊管及胆总管明显增宽,胰管扩张(图 3-17H);MRI 横断位 T_1 加权像,局部病灶呈稍长 T_1 混杂信号(图 3-17I);弥散加权成像(DWI)图,示局部病灶稍高信号(图 3-17J)。

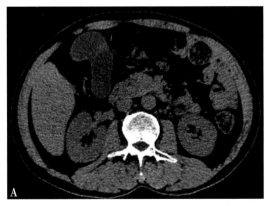
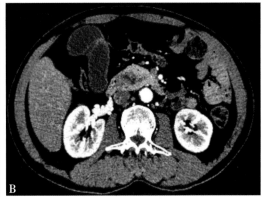

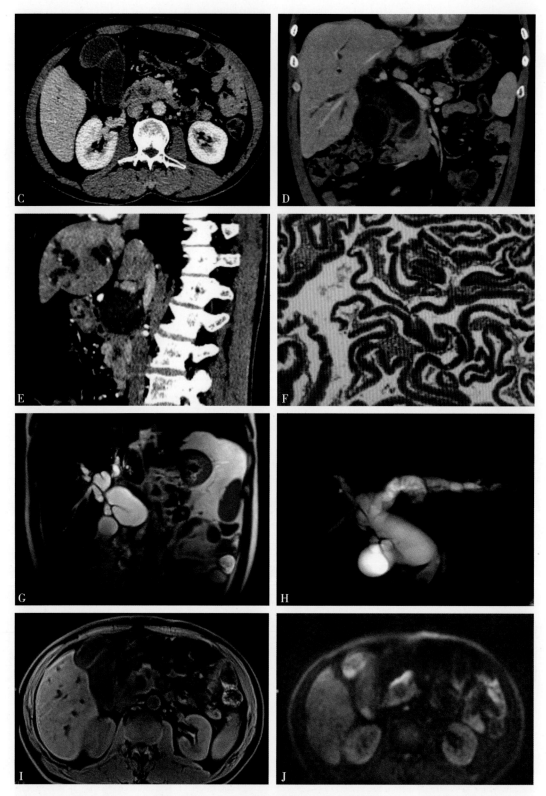

A. CT 横断位平扫；B. CT 横断位动脉期；C. CT 横断位静脉期；D. CT 冠状位静脉期；E. CT 矢状位静脉期；F. 病理；G. MRI 冠状位 T_2WI；H. MRCP；I. MRI 横断位 T_1WI；J. DWI

图 3-17 十二指肠腺癌 CT、病理及 MRI 表现

诊断思路

56 岁男性,查体可见巩膜及皮肤黄染,伴食欲缺乏、乏力、小便黄症状,就诊前 1 周黄染进行性加重并出现发热症状,胆红素升高,且以直接胆红素为主,结合影像考虑梗阻性黄疸。CT 表现:十二指肠降部管壁不规则增厚,相应管腔狭窄,增强扫描呈明显强化,胆总管及胰管可见扩张,呈"双管征"改变。MRI 表现:胆总管末端及十二指肠壶腹部周围可见团块状稍长 T_1 混杂/稍长 T_2 信号,高 b 值 DWI 呈高信号。MRCP 示肝内胆管、左右肝管、肝总管、胆囊管及胆总管明显增宽,胰管扩张。结合患者病理结果,综合考虑为十二指肠腺癌。

病例 2 男,71 岁,主诉:腹泻 1 月余,小便颜色加深 2 周,进行性黄疸 1 周。查体阴性。实验室检查:总胆红素 330.85 μmol/L(↑),直接胆红素 273.17 μmol/L(↑),间接胆红素 57.7 μmol/L(↑),肿瘤异常糖链糖蛋白 145.729 U/mL(↑),糖类抗原 19-9 163.7 U/mL(↑)。CT 横断位平扫,十二指肠降部可见不规则软组织密度影(图 3-18A);CT 横断位动脉期,病灶呈中度强化(图 3-18B);CT 横断位静脉期,病灶强化程度与动脉期相似(图 3-18C);CT 冠状位及矢状位动脉期,显示十二指肠降部肿块呈轻度强化,胆囊体积增大,胆道系统呈梗阻性扩张表现(图 3-18D、E)。上消化道 X 线造影,十二指肠降部起始处管腔明显狭窄,钡剂通过受阻(图 3-18F)。

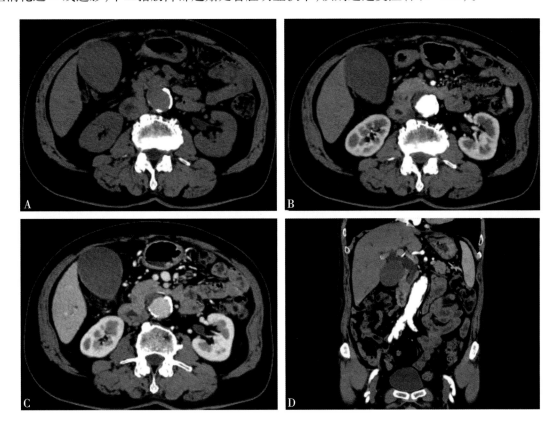

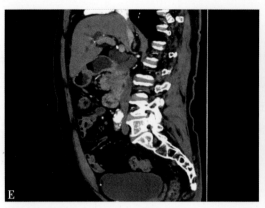
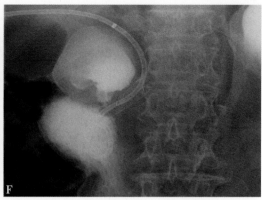

A. CT 横断位平扫；B. CT 横断位动脉期；C. CT 横断位静脉期；D. CT 冠状位动脉期；E. CT 矢状位动脉期；F. X 线造影

图3-18　十二指肠腺癌CT及X线造影表现

诊断思路

71岁男性，腹泻1月余，无腹痛、腹胀、呕血、黑便，小便颜色加深2周，进行性黄疸1周，查体未见明显阳性体征。CT表现十二指肠降部可见不规则软组织密度影，增强后呈中度强化，胆囊体积增大，胆道系统呈梗阻性扩张表现。胃肠造影示十二指肠降部起始处管腔明显狭窄，钡剂通过受阻。结合患者临床表现及病理结果，综合考虑诊断为十二指肠腺癌。

病例3　男，66岁，主诉：皮肤及巩膜黄染半月余。腹部无压痛、反跳痛，墨菲（Murphy）征阴性。实验室检查：总胆红素119.30 μmol/L（↑），直接胆红素110.70 μmol/L（↑），谷丙转氨酶211 U/L（↑），谷草转氨酶109 U/L（↑）。CT横断位平扫，十二指肠降部内侧壁见局部软组织增厚影，与胰头分界欠清，周围见絮状渗出影（图3-19A）；CT横断位动脉期，肿块明显较均匀强化（图3-19B）；CT横断位静脉期，肿块持续强化（图3-19C）；CT冠状位静脉期和CT矢状位静脉期清晰显示病变累及的范围（图3-19D、E）。MRI T₁WI增强图，显示十二指肠降部及胰头均呈长 T_1 信号，明显强化（图3-19F）；表观弥散系数（ADC）图，呈明显低信号（图3-19G）；DWI高 b 值呈稍高信号（图3-19H）。消化道内镜检查示十二指肠降部管壁环形增厚，管腔狭窄（图3-19I）。病理诊断为黏膜内中-低分化腺癌（图3-19J）。

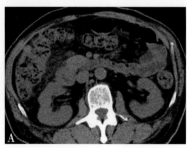
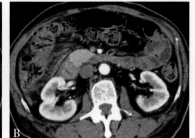

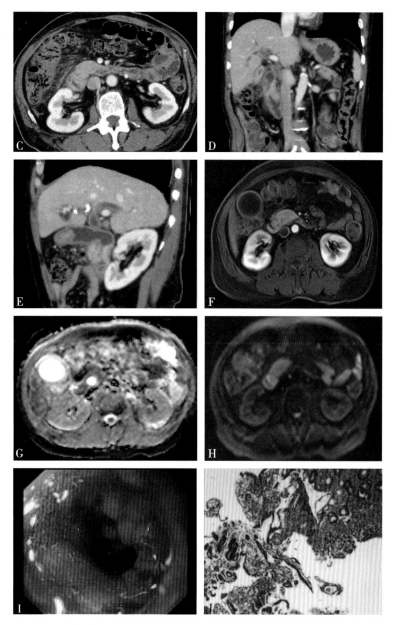

A. CT 横断位平扫；B. CT 横断位动脉期；C. CT 横断位静脉期；D. CT 冠状位静脉期；E. CT 矢状位静脉期；F. MRI T_1WI 增强；G. ADC 图；H. DWI；I. 消化道内镜；J. 病理

图 3-19　十二指肠腺癌 CT、MRI、消化道内镜及病理表现

诊断思路

66 岁男性，以"皮肤及巩膜黄染半月余"为主诉入院，查体：皮肤黄染，伴小便黄、皮肤瘙痒，大便呈陶土色，腹部柔软、无包块。腹部无压痛及反跳痛。CT 表现：十二指肠降部内侧壁可见软组织密度影，与胰头分界不清，胰管轻度扩张。增强扫描可见较均匀明显强化。MRI 表现：十二指肠降部内侧壁及胰头区见斑片状长 T_1 信号，DWI 高 b 值呈稍高信号，ADC 明显低信号。结合内镜及病理，综合诊断为十二指肠腺癌。

---- 临床要点 ----

十二指肠腺癌是起源于黏膜上皮的恶性肿瘤,约60%发生在降部乳头周围,多为单发性的,可由较大的腺瘤恶化而来,肿瘤可形成"菜花状"肿块或沿肠壁浸润性生长,肿瘤侵犯十二指肠乳头可致黄疸。

十二指肠腺癌早期症状不典型,可表现为右上腹疼痛、食欲缺乏、贫血、恶心、呕吐等,易被误诊为胃炎或胃溃疡;当病变位于十二指肠乳头周围时,较大的瘤体可引起相应的梗阻症状,导致梗阻性黄疸、肝功能损伤等;引起胰管堵塞,可导致胰腺炎,预后较差。十二指肠腺癌恶性程度较高,早期即可发生侵犯、转移。

【影像学表现】

1. X线造影表现　上消化道造影或十二指肠低张造影检查时,如病变较小常无特异性征象。较大肿块表现为局部肠腔内隆起型充盈缺损或管壁呈环周型狭窄,移行带清晰,可见龛影形成,病变较为严重时可以引起局部管腔明显狭窄,钡剂通过困难。

2. CT表现　CT表现为十二指肠腔内类圆形或不规则形软组织肿物,或者十二指肠壁呈环形不规则增厚,管腔狭窄,增强扫描瘤体呈中度不均匀强化,淋巴结转移常见,部分病灶边缘表现为光整,部分可突破浆膜面累及邻近脏器,少数病灶可见钙化。侵犯十二指肠乳头,可伴胆管梗阻、胰管梗阻(壶腹部)和/或十二指肠梗阻。

3. MRI表现　常见表现为局部的软组织肿块影,病变T_1WI低信号,T_2WI中高信号,DWI弥散受限,增强扫描病变轻中度强化。合并胆管或胰管梗阻时,MRCP可更清晰地显示胆总管末端狭窄,胰胆管扩张。

【鉴别诊断】

1. 淋巴瘤　需与沿肠壁浸润性生长的腺癌相鉴别。淋巴瘤沿肠管长轴生长,受累肠管相对较长;其肠壁明显增厚,程度大于腺癌,与正常肠管交界不清。淋巴瘤质地较软,管腔动脉瘤样扩张,而腺癌局部肠壁僵直,肠腔狭窄。

2. 间质瘤　需与肿块型腺癌相鉴别。低度危险性间质瘤表现为突向腔内的软组织肿块,多呈类圆形,平扫密度较均匀,钙化少见,增强多呈均匀强化。中高度危险性间质瘤多向腔外生长,形态多不规则,部分呈"分叶状",内见囊变、坏死,周围可见丰富血管影,部分肿块形成溃疡,与胃肠道相通。

3. 壶腹癌或胰头癌　起病缓慢,腹痛轻或仅有上腹部不适。黄疸呈进行性加重。一般不伴寒战、高热,腹软,无腹膜刺激征,肝大,可扪及肿大胆囊;晚期可有腹水及恶病质表现。MRCP、CT检查有助于诊断。

二、壶腹周围癌

病例1　男,56岁,主诉:全身皮肤、巩膜黄染半年余。实验室检查:糖类抗原19-9 61.4 U/mL(↑),糖类抗原125 126 U/mL(↑)。CT横断位平扫,胆总管末端管壁不规则增厚,相应管腔狭窄

（图3-20A）；CT横断位动脉期，胆总管末端可见一轻度强化结节影（图3-20B）；CT横断位动脉期，病灶强化程度进一步增加（图3-20C）；CT冠状位和矢状位动脉期，清晰显示胆总管末端结节影，直径约12 mm，胆管系统明显扩张（图3-20D、E）。MRI T₂加权像冠状位，肝内、外胆管扩张，胆总管明显增宽，较宽处约24 mm，扩张的胆总管末端骤然狭窄，呈"鼠尾状"表现（图3-20F）。

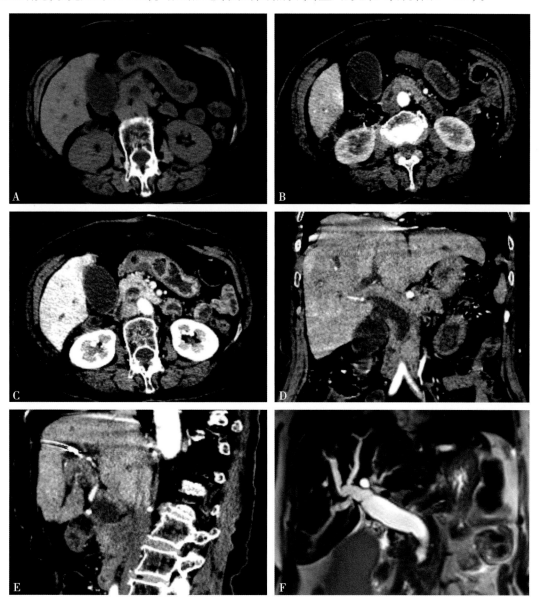

A.CT横断位平扫；B.CT横断位动脉期；C.CT横断位动脉期；D.CT冠状位动脉期；E.CT矢状位动脉期；F.MRI T₂WI冠状位

图3-20 胆总管末段癌CT及MRI表现

诊断思路

56岁男性，以"全身皮肤、巩膜黄染半年余"为主诉入院，查体可见全身巩膜及皮肤黄染，伴瘙痒。增强CT表现：肝内、外胆管及胆总管扩张，胆总管末端见结节样强化影，直径约12 mm。MRI表现：肝内、外胆管扩张，胆总管明显增宽。结合患者临床表现，拟诊断为胆总管末段癌。

病例 2　女,71 岁,主诉:腹胀 2 周,伴巩膜黄染 1 周。查体:全身皮肤黏膜轻度黄染。实验室检查:脂肪酶 138 U/L(↑),糖类抗原 19-9 4 980 U/mL(↑),铁蛋白 1 230 ng/mL(↑),总胆红素 177.6 μmol/L(↑),直接胆红素 162 μmol/L(↑),间接胆红素 15.6 μmol/L(↑)。CT 横断位平扫,胰头胆总管末端可见高密度结石影,壶腹部区可见不规则软组织密度影,与邻近十二指肠分界不清,局部肠壁增厚(图 3-21A);CT 横断位、冠状位及矢状位动脉期,病灶呈中度不均匀强化(图 3-21B、D、E);CT 横断位静脉期,病灶强化程度稍降低(图 3-21C)。MRI T_1 加权横断位,壶腹区可见稍长 T_1 混杂信号(图 3-21F);T_2 加权横断位,局部病变呈混杂信号(图 3-21G);高 b 值 DWI 图像,壶腹部可见一低回声结节,边界清晰,截面面积大小约 19 mm×19 mm(图 3-21H);MRCP 示胆总管末端纤细,显影欠佳,其以上胆管迂曲扩张,胆总管最宽处约 17 mm,胰管扩张,胰胆管汇合角度较大(图 3-21I)。超声内镜显示局部病灶呈边缘清晰的低回声,内部回声不均(图 3-21J)。

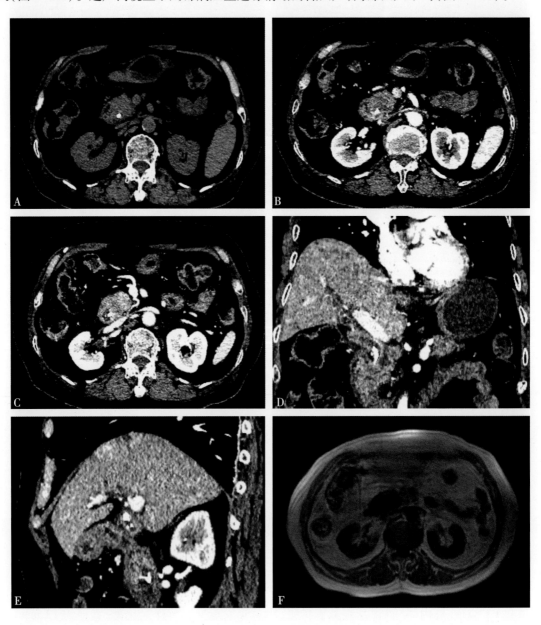

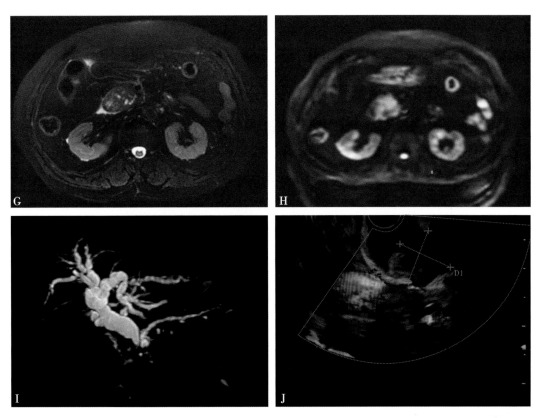

A. CT 横断位平扫；B. CT 横断位动脉期；C. CT 横断位静脉期；D. CT 冠状位动脉期；E. CT 矢状位动脉期；F. MRI T₁WI 横断位；G. MRI T₂WI 横断位；H. MRI DWI；I. MRCP；J. 超声内镜

图3-21　胰头壶腹癌 CT、MRI 及超声内镜表现

诊断思路

71 岁女性，腹胀伴巩膜黄染，外院检查示肝功能异常，增强 CT 示胰头壶腹区不规则软组织肿块影，增强后中度不均匀强化，与邻近十二指肠分界不清，局部肠壁增厚，胰管稍扩张。MRI 示胰头壶腹区稍长 T₁ 混杂等 T₂ 信号，DWI 呈稍高信号；胆总管末端纤细，显影欠佳，其以上胆管迂曲扩张，胰管扩张，胰胆管汇合角度较大。综合考虑诊断为胰头壶腹癌。

病例3　男，48 岁，主诉：间断上腹痛 2 周，皮肤、巩膜黄染。实验室检查：脂肪酶 795.7 U/L(↑)，胰淀粉酶 408.91 U/L(↑)，糖类抗原 19-9 247 U/mL(↑)，糖类抗原 724 11 U/mL(↑)，总胆红素 169.37 μmol/L(↑)，直接胆红素 143.45 μmol/L(↑)，间接胆红素 25.9 μmol/L(↑)。CT 横断位平扫，十二指肠壶腹部管壁不规则增厚(图 3-22A)；CT 横断位动脉期，壶腹部可见一软组织结节影，边缘清晰，最大横截面面积约 20 mm×15 mm，增强后呈明显强化(图 3-22B)；CT 横断位静脉期，病灶强化程度进一步增加(图 3-22C)；CT 冠状位动脉期，清晰显示十二指肠壶腹部结节影，其上胆总管及肝内、外胆管明显扩张(图 3-22D、E)；CT 矢状位静脉期，显示局部强化结节影，胆囊体积增大，示肝内胆管扩展(图 3-22F)。MRI T₂ 加权像冠状位，肝内、外胆管扩张，胆总管末端呈"囊状"扩张突入十二指肠内，主胰管扩张(图 3-22G)。病理示(壶腹部)中分化腺癌，累及十二指肠全层(图 3-22H)。

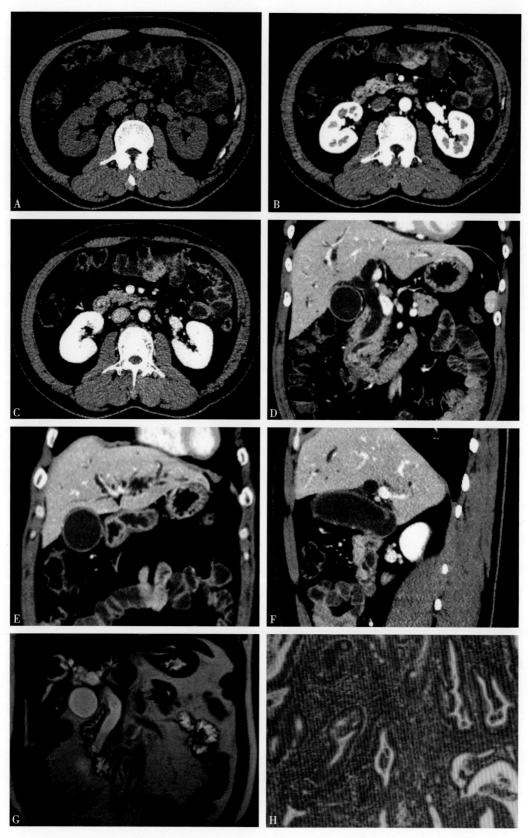

A. CT 横断位平扫；B. CT 横断位动脉期；C. CT 横断位静脉期；D、E. CT 冠状位动脉期；F. CT 矢状位静脉期；G. MRI T$_2$WI 冠状位；H. 病理

图 3-22　十二指肠壶腹癌 CT、MRI 及病理表现

诊断思路

48岁男性,间断上腹痛,查体可见巩膜及皮肤黄染。增强CT表现:十二指肠近壶腹部腔内见软组织密度结节影,最大横截面面积约20 mm×15 mm,增强扫描强化明显,肝内、外胆管扩张。MRI表现:肝内、外胆管扩张,胆总管末端呈"囊状"扩张突入十二指肠内,主胰管扩张。结合患者病理结果,综合考虑为十二指肠壶腹癌。

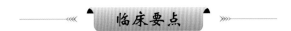

临床要点

壶腹周围癌是指肝胰壶腹周围2 cm范围内的恶性肿瘤,主要包括胰头癌、胆总管下端癌、壶腹癌和壶腹周围的十二指肠癌。壶腹周围癌的发病率较低,约占消化道恶性肿瘤的5%,但其预后不佳,尤其是胰头癌和胆总管下端癌的预后更差,早期诊断和治疗是改善患者预后的基础。

【影像学表现】

1. CT表现 壶腹周围癌的CT直接征象包括壶腹部软组织密度肿块、十二指肠降部局部肠壁增厚或腔内软组织影、胆总管末端管壁增厚或腔内软组织影等。间接征象包括肿块远端胰腺实质萎缩,胰管扩张,肝内、外胆管扩张及胆囊增大等。

2. MRI表现 胰头癌的主要MRI征象是胰头增大,胆管腔外见肿块影,病变以上层面胆管扩张,胰胆管汇合角度较大,增强后呈轻度延迟强化。胆总管下端癌的主要MRI征象是胆总管壁增厚或胆管腔内体积较小的肿块,扩张的胆总管末端骤然狭窄,呈"鼠尾状"。十二指肠腺癌的主要MRI征象是十二指肠腔内体积较小的肿块,扩张的胆总管末端狭窄圆钝。壶腹癌的特征性MRI表现为壶腹部管壁增厚,末端胆管多表现为"喙状"。

3. 超声表现 主要表现为壶腹部的肿块,大多表现为不规则的低回声,常伴有胆管及胰管的扩张。

【鉴别诊断】

1. 胆总管结石 典型表现为Charcot三联征,即腹痛、寒战高热和黄疸。血象增高,影像学检查可见结石影。

2. 胆管癌 黄疸进行性加重,少数可呈波动性,常伴皮肤瘙痒,尿色深黄,粪便呈白陶土色。剑突下和右上腹部隐痛、胀痛或绞痛,向腰背部放射,伴恶心、呕吐、食欲减退、消瘦、乏力。有时可出现胆管炎症状。肿瘤位于胆囊以下者可扪及肿大胆囊,MRCP可确定病变的部位和范围。

三、十二指肠间质瘤

病例1 男,66岁,主诉:发现十二指肠占位10多天。腹部柔软,无压痛。实验室检查:C反应蛋白32.63 mg/L(↑),血红蛋白116 g/L(↓),肿瘤异常糖链糖蛋白151.413 U/mL(↑),糖类抗原724 7.14 U/mL(↑)。CT横断位平扫,十二指肠降部可见一类圆形软组织肿块影,呈窄基底与一侧管壁相连,边界清晰,突入管腔内生长(图3-23A);CT横断位动脉期,肿块不均匀中度强化,内部见少许无强化的坏死区域（图 3-23B）；CT 冠状位动脉期、静脉期和 CT 矢状位静脉期清晰显示病变累及的范围，胰头部受压，肿块静脉期呈延迟强化（图 3-23C～E）。上消化道 X 线造影，十二指肠降部见类圆形充盈缺损，边缘锐利（图 3-23F）。MRI 横断位 T_2 加权像，十二指肠降部可见一中等信号影，边缘光滑，突向肠腔内生长（图 3-23G）。病理显示胃肠道间质瘤，核分裂<5/50 HPF，低危（图 3-23H）。

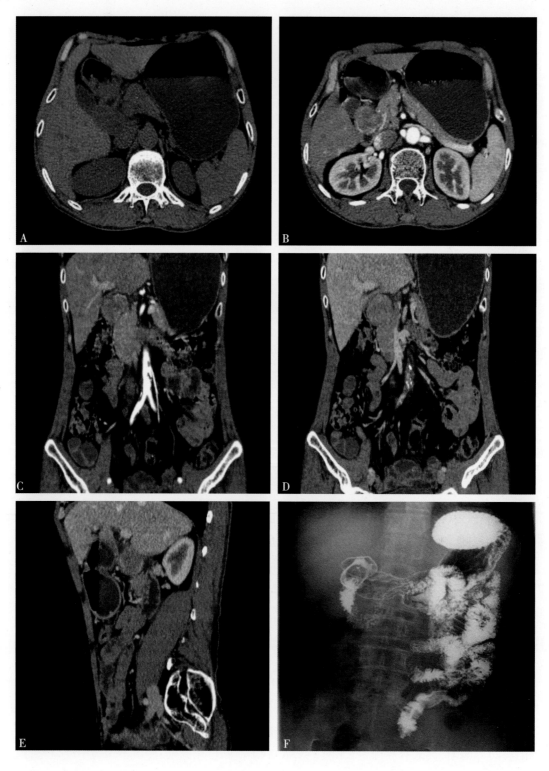

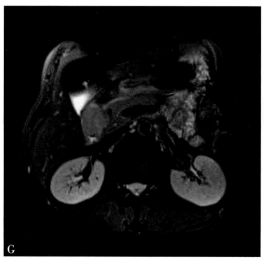
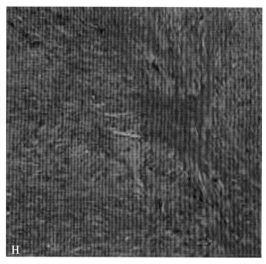

A. CT 横断位平扫；B. CT 横断位动脉期；C. CT 冠状位动脉期；D. CT 冠状位静脉期；E. CT 矢状位静脉期；F. X 线造影；G. MRI T₂WI 横断位；H. 病理

图 3-23　十二指肠间质瘤 CT、X 线造影、MRI 及病理表现

诊断思路

66 岁男性，以"发现十二指肠占位 10 多天"为主诉入院，查体：腹部柔软，无压痛，腹部无包块。CT 表现：十二指肠降部见类圆形软组织块影，边界清晰，肿块突向腔内，最大横截面面积约 33 mm×28 mm，边界清晰。增强扫描可见中心斑片状无强化囊变坏死区，动脉期可见中度不均匀强化，静脉期呈延迟强化。MRI 表现：横断位 T₂ 加权像，十二指肠降部可见一中等信号影，边缘光滑，突向肠腔内生长。上消化道造影可见十二指肠降部局限性偏心性充盈缺损，病理诊断为胃肠道间质瘤。

病例 2　女，62 岁，腹胀 3 月余。查体：上腹部压痛、不伴明显反跳痛。实验室检查：肿瘤异常糖链糖蛋白 149.797 U/mL（↑），降钙素原 0.105 ng/mL（↑），血红蛋白 43 g/L（↓）。CT 横断位平扫，十二指肠球部及降部见软组织肿块影，边界清晰，偏心性生长（图 3-24A）；CT 横断位动脉期，肿块不均匀轻度强化（图 3-24B）；CT 横断位静脉期，持续强化，局部肠腔明显变窄（图 3-24C）；CT 矢状位静脉期清晰显示病变范围（图 3-24D）。肠镜示球部及降部巨大新生物，中央溃烂（图 3-24E）。病理显示胃肠道间质瘤，核分裂小于 5/50 HPF，低危险度（图 3-24F）。

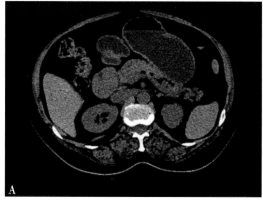
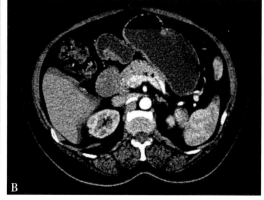

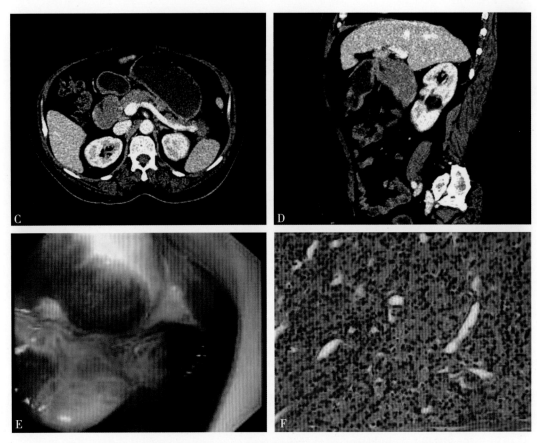

A. CT 横断位平扫；B. CT 横断位动脉期；C. CT 横断位静脉期；D. CT 矢状位静脉期；E. 肠镜；F. 病理

图 3-24　十二指肠间质瘤 CT、肠镜及病理表现

诊断思路

62 岁女性，腹胀 3 月余，查体无阳性体征，CT 表现：十二指肠球部及降部见类圆形软组织块影，边界清晰，偏心性生长，肿块突向腔内。增强 CT 扫描动脉期可见轻度不均匀强化，静脉期呈延迟强化，无明显坏死区。肠镜显示十二指肠球部及降部巨大新生物，中央溃烂，被覆污秽苔，质脆，触之易出血。结合患者临床及病理表现，综合考虑诊断为十二指肠间质瘤。

病例 3　男，58 岁，间断黑便伴头晕、乏力 20 d，加重 1 d。查体：无明显阳性体征。实验室检查：红细胞计数 $2.26×10^{12}/L$（↓），血红蛋白 67.2 g/L（↓），淋巴细胞百分数 7.8%（↓），淋巴细胞绝对值 $0.51×10^{9}/L$（↓），总蛋白 53.6 g/L（↓），白蛋白 29.2 g/L（↓）。CT 横断位平扫、动脉及静脉期，十二指肠水平部见团块状不均匀软组织肿块影，管壁增厚，内见斑片状低密度坏死区，增强扫描呈不均匀轻中度强化，坏死区无强化。肝实质内见多发结节状稍低密度影，增强呈轻度环状强化（图 3-25A ~ F）。CT 冠状位及矢状位静脉期，清晰显示病变大小、范围及邻近关系（图 3-25G ~ H）。MRI 横断位及冠状位 T_1、T_2 相，胰头下方十二指肠见团块状混杂长 T_1、长 T_2 信号影，病变内见气-液平（图 3-25I ~ L）；DWI 及 ADC 图像，病变 DWI 高 b 值弥散受限呈高信号，ADC 呈低信号（图 3-25M、N）；MRI 横断位增强，病变呈不均匀轻中度强化（图 3-25O、P）。肝内病灶病理，梭形细胞恶性肿瘤，免疫组化及分子检测结果符合小肠间质瘤（图 3-25Q、R）。

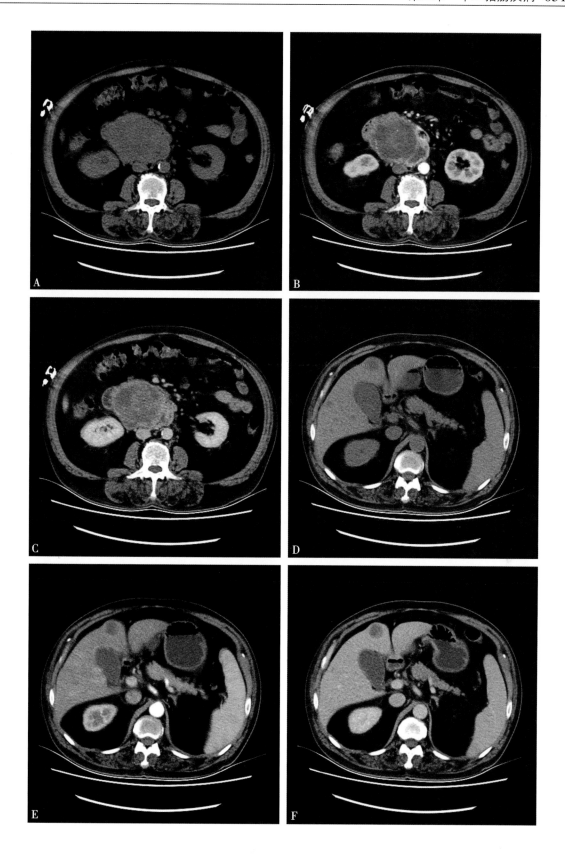

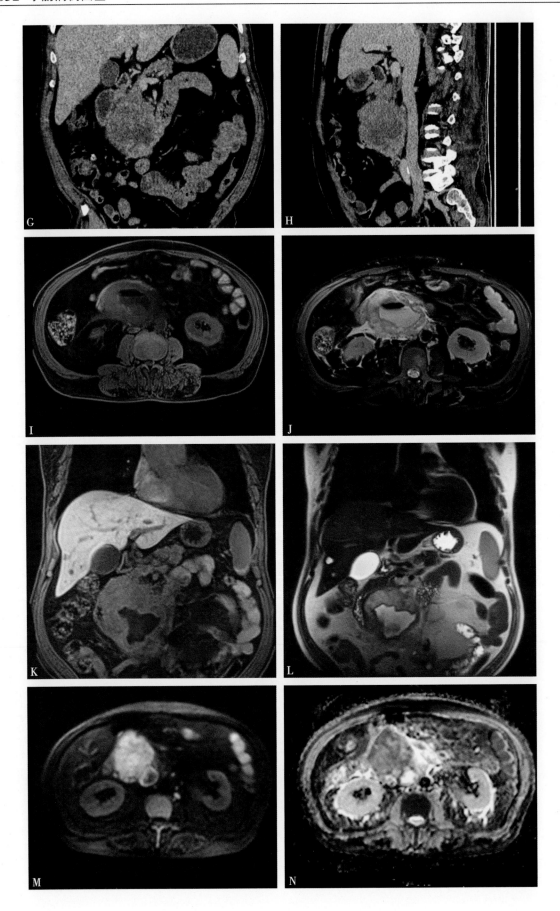

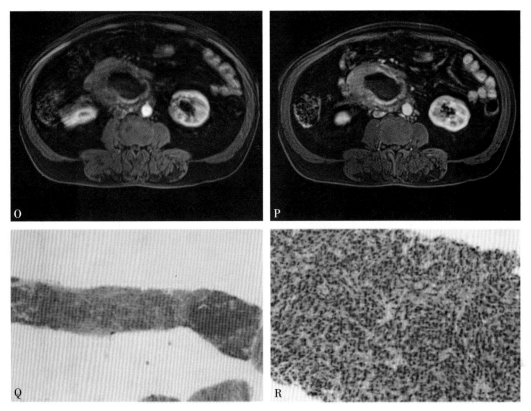

A. CT 横断位平扫；B. CT 横断位动脉期；C. CT 横断位静脉期；D. CT 横断位平扫；E. CT 横断位动脉期；F. CT 横断位静脉期；G. CT 冠状位静脉期；H. CT 矢状位静脉期；I. MRI T_1WI 横断位；J. MRI T_2WI 横断位；K. MRI T_1WI 冠状位；L. MRI T_2WI 冠状位；M. DWI；N. ADC；O. MRI 横断位 T_1WI 增强；P. MRI 横断位 T_2WI 增强；Q、R. 病理

图 3-25　十二指肠间质瘤 CT、MRI 及病理表现

诊断思路

58 岁男性，间断黑便伴头晕、乏力 20 d，加重 1 d。CT 及 MRI 显示十二指肠水平部团块状不均匀软组织肿块，病变内部不均，呈坏死低密度影，此为肿瘤生长过快，供血不足所致。增强扫描病变呈不均匀轻中度强化，此外，肝内可见多发结节状稍低密度影，增强呈轻度环状强化，为肝转移瘤表现，病理证实为梭形细胞恶性肿瘤。结合患者临床及病理表现，综合考虑诊断为十二指肠间质瘤肝转移。

病例 4　女，69 岁，间断乏力半年余，呕血 3 月余。实验室检查：红细胞计数 3.4×10^{12}/L（↓），血红蛋白 93 g/L（↓），血小板计数 394×10^9/L（↑），降钙素原 4.622 ng/mL（↑），C 反应蛋白 121.80 mg/L（↑），纤维蛋白原测定 6.49 g/L（↑），D-二聚体 2.41 mg/L（↑）。CT 横断位平扫，十二指肠降部见不规则软组织肿块影，向腔内外生长，大小约 29 mm×25 mm×21 mm（图 3-26A）；CT 横断位动脉期，肿块呈明显强化（图 3-26B）；CT 横断位静脉期，持续强化（图 3-26C）；CT 冠状位、矢状位静脉期清晰显示病变范围（图 3-26D、E）。超声内镜、消化道内镜检查十二直肠降部可见一黏膜下隆起，表面破溃，隆起处呈低回声改变，回声尚均匀，起源于固有肌层，最大横截面面积约 21 mm×12.3 mm（图 3-26F、G）。病理显示胃肠道间质瘤，梭形细胞型，核分裂<5/50 HPF，低危险度（图 3-26H）。

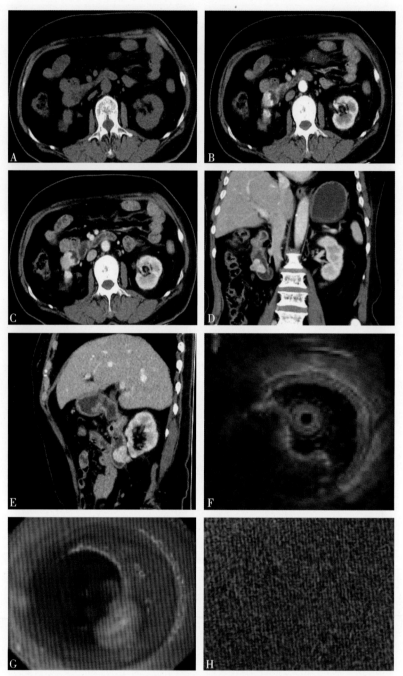

A. CT 横断位平扫；B. CT 横断位动脉期；C. CT 横断位静脉期；D. CT 冠状位静脉期；E. CT 矢状位静脉期；F. 超声内镜；G. 消化道内镜；H. 病理

图 3-26　十二指肠间质瘤 CT、超声内镜、消化道内镜及病理表现

诊断思路

　　69 岁女性,间断乏力半年余,呕血 3 月余,查体:无阳性体征,CT 表现:十二指肠降部见不规则软组织块影,边界清晰,腔内外生长。增强扫描动脉期可见明显强化,静脉期呈持续强化,无明显坏死区。超声内镜显示十二直肠降部黏膜下隆起,中央溃烂,质脆,触之易出血。结合患者临床及病理表现,综合考虑诊断为十二指肠间质瘤。

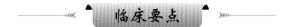

十二指肠间质瘤在十二指肠黏膜下恶性肿瘤中最常见,约80%发生在十二指肠第二段或第三段。肿瘤常表现为偏心性生长的实质性肿块,易形成表面溃疡或坏死腔,故很少引起十二指肠梗阻,倾向于侵犯邻近结构。常见临床症状有胃肠道出血、贫血、体重减轻、梗阻性黄疸、上腹部肿块等。

【影像学表现】

1.X线表现 腔内型表现为类圆形充盈缺损。壁间型表现为半圆形充盈缺损,基底较宽。腔外型表现为肠管外"充盈缺损",即无肠管的"空白区",局部肠管受压移位。

2.CT表现 平扫表现为类圆形或圆形肿块影,不规则分叶状,肿块呈软组织密度,通常向腔内生长,并在肿块内部出现出血、坏死或囊变等情况,钙化少见,肿瘤实质性部分在动脉期呈显著的不均匀强化,在静脉期扫描时则表现为持续强化。

3.超声内镜表现 球形或半球形隆起,突向肠腔生长,表面黏膜光滑,硬质触感,部分病变表面可见溃疡。

【鉴别诊断】

1.十二指肠平滑肌瘤 多见于空肠,CT表现为突入肠腔内或肠腔外的单发实性肿块,位于肠腔外的肿块较大,肠腔内的较小,增强后肿块中度强化。

2.十二指肠腺癌 主要表现为肠腔内单发息肉状、菜花状软组织肿块,以腔内生长方式为主,肠壁不规则增厚,黏膜破坏,肠壁僵硬,内缘光滑,肠腔狭窄,在早期可发生肠系膜淋巴结转移。

3.十二指肠腺腺瘤 表现为肠腔内生长的囊性病灶,病灶边界清晰,生长缓慢,增强后囊壁轻度强化,内部囊性成分不强化。

四、十二指肠肉瘤

病例 男,63岁,主诉:腹痛、黑便13 d,加重12 h。查体:上腹部有压痛,无反跳痛。实验室检查:血红蛋白114 g/L(↓),肿瘤异常糖链糖蛋白159.460 U/mL(↑)。CT横断位平扫,十二指肠降部管壁不均匀增厚,突向腔内,管腔狭窄(图3-27A);CT横断位动脉期,病变呈不均匀中度强化,内见少量液性坏死区(图3-27B);CT横断位静脉期,病变持续中度强化(图3-27C);CT冠状位静脉期和矢状位静脉期清晰显示病变累及范围和强化表现(图3-27D、E)。消化道内镜显示肠腔内不规则肿物,环周生长,表面被覆白苔(图3-27F)。病理显示梭形细胞瘤,细胞密度高,异型性大,可见坏死,符合肉瘤(图3-27G)。胰十二指肠切除术后横断位静脉期,术区见高密度缝线影(图3-27H)。

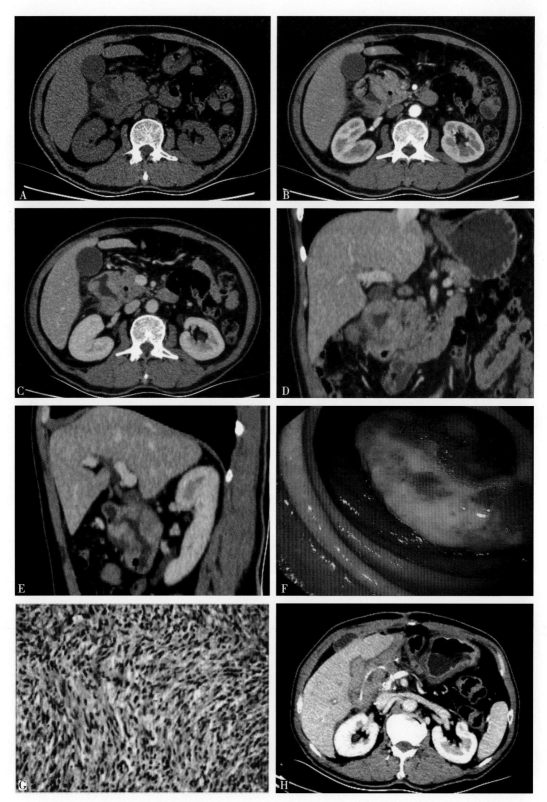

A. CT 横断位平扫；B. CT 横断位动脉期；C. CT 横断位静脉期；D. CT 冠状位静脉期；E. CT 矢状位静脉期；F. 消化道内镜；G. 病理；H. 术后 CT 横断位静脉期

图 3-27　十二指肠肉瘤 CT、消化道内镜及病理表现

诊断思路

63 岁男性,腹痛、黑便 13 d,加重 12 h,偶有恶心、呕吐,呕吐物为胃内容物,偶有发热,伴周身无力,食欲差。查体:腹平坦,上腹部有压痛,无反跳痛。增强 CT 表现:十二指肠降部管壁不均匀增厚,最厚处约 22 mm。病变突向腔内,肠腔狭窄。动脉期呈中度不均匀强化,内见少量液性坏死区,静脉期持续强化。周围脂肪间隙模糊,未见明显肿大淋巴结,病变与胰头、胆总管分界尚清。胃镜可见十二指肠降部不规则结节样新生物,环周 3/4,表面被覆白苔,肠腔狭窄。结合患者临床及病理表现,综合考虑为十二指肠肉瘤。

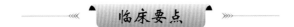

临床要点

十二指肠肉瘤占胃肠道肉瘤的 10%～20%,十分罕见。大多为平滑肌肉瘤,其他如血管肉瘤、神经肉瘤、纤维肉瘤和脂肪肉瘤等更为少见。其临床症状出现较晚,十二指肠梗阻和黄疸症状较轻,中晚期可触及腹部肿块。

【影像学表现】

1. X 线造影表现 ①十二指肠曲内占位,伴有肠曲扩大和肠腔狭窄;②十二指肠压迫、变形,部分肠壁与肿瘤边界不清;③透视下触诊见肿物与肠管固定或轻度同步移动;④肠黏膜局限性破坏消失;⑤加压十二指肠透视见瘤体中心部"脐样"龛影或经"隧道样"瘘管通向肠腔外瘤体内的不规则大龛影。多数病变在充盈缺损区可见黄豆大小钡斑,病变周围黏膜推移聚集但黏膜无破坏中断现象,较有特征性。

2. CT 表现 向一侧突出的类圆形或不规则巨大软组织肿块,肿块边界不清,可侵犯周围组织,当穿孔与肠道相通时,其内可有气体充盈。肿块中心坏死液化呈低密度影,增强扫描肿块周边呈明显带状强化影。富血管性平滑肌肉瘤强化明显,而少血管性者则强化稍差。

3. 血管造影表现 腹腔动脉造影见肿瘤血供来自十二指肠动脉,肿瘤血管呈团块状分布,伴有血管池和肿瘤侵蚀性血管改变,供血丰富,可表现出肿瘤血管增粗、狭窄、扭曲、移位等恶性肿瘤的血管造影特征。

4. 超声表现 肿瘤多位于胆囊内下方,肿瘤直径多大于 5 cm,类圆形,分叶状向外突起,呈不规则低回声区,边界清晰,内部回声有时可见斑点状强回声。

【鉴别诊断】

1. 十二指肠平滑肌瘤 平滑肌瘤瘤体小,肠管移动度良好,CT 显示肿瘤密度均匀,边缘光整,呈圆形,无溃疡或有浅小圆形溃疡。

2. 胰头癌 钡餐造影,胰头癌压迫十二指肠内环,出现反"3 字征",十二指肠降部内缘倒"3 字征"是发现胰头癌的敏感征象,却一般不出现于十二指肠恶性肿瘤。

五、十二指肠淋巴瘤

病例 1 男,61 岁,主诉:腹痛、腹胀 2 月余,加重 7 d。查体:体形消瘦。实验室检查:血红蛋白 117 g/L(↓)。CT 横断位平扫,十二指肠球部和降部水肿增厚,肠壁尚柔软(图 3-28A);CT 横断位动脉期,肠壁中度强化(图3-28B);CT横断位静脉期,肠壁继续中度强化(图3-28C);CT冠状位动脉期、静脉期和CT矢状位静脉期,清晰显示局部增厚的肠壁及强化方式(图3-28D~F)。胃镜显示十二指肠球部和降部交界处内壁充血糜烂(图3-28G)。病理显示十二指肠球部黏膜相关淋巴组织结外边缘区淋巴瘤,局部细胞生长活跃(图3-28H)。

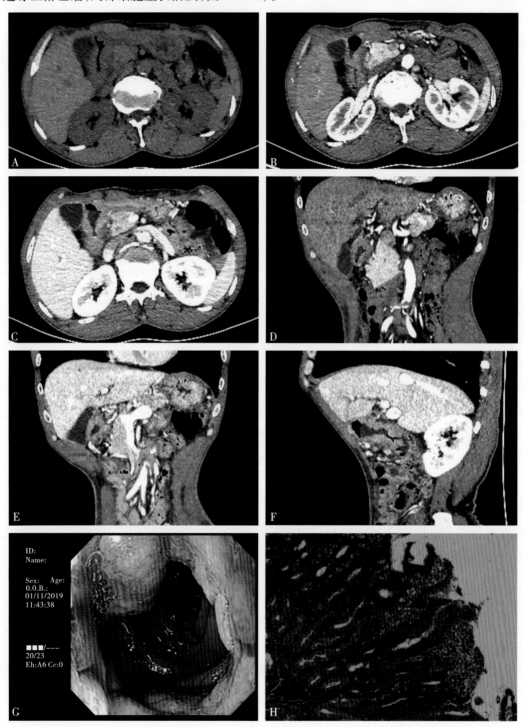

A. CT横断位平扫;B. CT横断位动脉期;C. CT横断位静脉期;D. CT冠状位动脉期;E. CT冠状位静脉期;
F. CT矢状位静脉期;G. 胃镜;H. 病理

图3-28　十二指肠淋巴瘤CT、胃镜及病理表现

诊断思路

61岁男性,腹痛、腹胀2月余,加重7d,呕吐少量非咖啡样内容物,口服泮托拉唑等无缓解,进行性加重,至无法进食,体形消瘦。CT表现:平扫见十二指肠球部及降部肠壁明显纵行增厚,厚度最大约7mm,累及范围较长,壁内外缘尚光滑,管壁尚柔软,增厚的管壁动脉期、静脉期均呈中度强化,周围脂肪层存在。胃镜可见十二指肠球部和降部交界处、降部入口处溃疡,大小约0.6 cm×0.8 cm,周围黏膜充血、水肿、糜烂。结合患者临床及病理表现,综合考虑诊断为十二指肠淋巴瘤。

病例2 男,61岁,主诉:腹痛、腹泻1月余,加重7d。查体:体形消瘦。实验室检查:红细胞计数3.68×10^{12}/L(↓),血红蛋白104 g/L(↓),淋巴细胞百分数16.2%(↓),淋巴细胞绝对值0.67×10^9/L(↓),糖类抗原125 123 U/mL(↑)。CT横断位平扫,十二指肠水平部管壁明显增厚,局部可见不规则软组织密度影,管腔狭窄(图3-29A);CT横断位动脉期,病变呈明显不均匀强化(图3-29B);CT横断位静脉期,病变继续明显强化(图3-29C);CT冠状位静脉期和CT矢状位静脉期,清晰显示局部增厚的肠壁及强化方式(图3-29D、E);十二直肠淋巴瘤治疗后改变,十二直肠水平部局部稍增厚,代谢稍活跃,考虑肿瘤少量活性残余(图3-29F);伪彩图清晰显示病灶形态及累及范围(图3-29G~J)。VR容积再现、最大密度投影,可清楚显示病变血供来源于腹腔干及肠系膜上动脉(图3-29K~N)。胃镜显示十二指肠水平部一病变突向管腔,表面覆盖白苔,管腔狭窄(图3-29O)。病理符合单形性亲上皮性肠道T细胞淋巴瘤(图3-29P)。

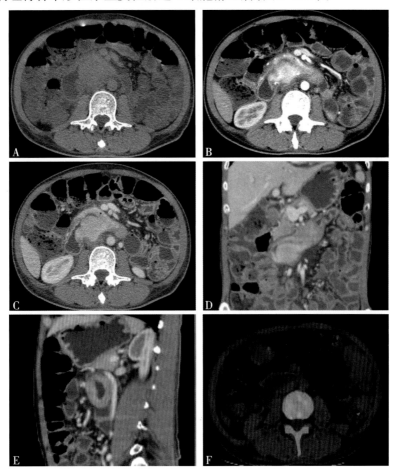

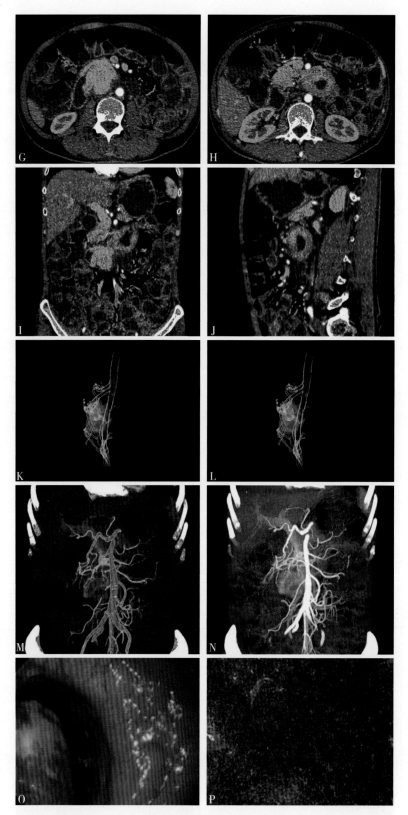

A. CT 横断位平扫；B. CT 横断位动脉期；C. CT 横断位静脉期；D. CT 冠状位静脉期；E. CT 矢状位静脉期；F. 治疗后 CT 横断位平扫；G ~ J. 伪彩图；K ~ N. VR 容积再现、最大密度投影；O. 胃镜；P. 病理

图 3-29　十二指肠淋巴瘤 CT、胃镜及病理表现

诊断思路

　　61 岁男性,腹痛、腹泻 1 月余,不伴腹痛,体重减轻。CT 表现:平扫见十二指肠水平部明显增厚,累及范围较长,局部可见不规则软组织密度影,病变动静脉期均呈明显强化。胃镜可见十二指肠水平部一病变突向管腔,表面覆盖白苔,管腔狭窄。结合患者临床及病理表现,综合考虑诊断为十二指肠淋巴瘤。

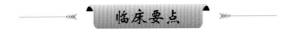

临床要点

　　十二指肠淋巴瘤起源于肠黏膜下淋巴滤泡,是一种少见的发生于淋巴结外部位的恶性淋巴瘤,在所有十二指肠恶性肿瘤中约占 12%。大多数为非霍奇金淋巴瘤。好发于远端小肠,空肠及十二指肠较少见。其临床症状和体征包括腹痛、消化不良、恶心、呕吐、体重下降、上腹部包块等,因缺乏特异性临床表现,易与消化性溃疡或其他恶性肿瘤相混淆。

【影像学表现】

　　1. 内镜表现　十二指肠黏膜粗糙或颗粒状。
　　2. 超声表现　肠腔常出现狭窄,显示肿块呈菜花状或团块状隆起,部分表面见溃疡。肿瘤位于十二指肠大乳头区可见胆总管及胰管扩张;十二指肠水平部及升部肿瘤多以肠壁不规则增厚为主,回声降低,对比剂排空缓慢,部分可见对比剂于病变段呈细带状通过。
　　3. CT 表现　疾病分型大致有四型。①肠壁增厚型:有不同程度的肠壁增厚,同时部分患者伴随肠腔狭窄。②动脉瘤样扩张型:实质病变部位肠壁有较为明显的扩张。③息肉肿块型:病变部位有较为明显的息肉样肿块,可呈分叶状改变。④肠系膜浸润型:病变部位肠系膜有明显增厚且其组织脂肪之间的密度高于正常组织。
　　4. MRI 表现　病灶于 T_1WI 呈等及稍低信号,T_2WI 呈等及稍高信号,DWI 呈均匀高信号。

【鉴别诊断】

　　1. 克罗恩病　患者病程长,内镜下病变多呈节段性分布,表现为纵行裂隙状溃疡,活检病理表现为非干酪性肉芽肿,部分患者可合并食管、结肠克罗恩病。
　　2. 肠结核　患者常有低热、盗汗、体重明显减轻等临床表现。实验室检查红细胞沉降率增快、T-SPOT 阳性,内镜或手术标本病理活组织检查见干酪样肉芽肿或抗酸染色阳性、诊断性抗结核治疗有效等可鉴别。
　　3. 间质瘤　在内镜下表现为肿块向黏膜面突起,中央形成溃疡,黑便是最常见的临床症状,CD117 是胃肠道间质瘤最具特征的免疫组化标记,CD34 和 CD117 联合检测可提高诊断准确性。
　　4. 腺癌　患者一般发病年龄大,病变多为单发性,常伴有腹腔或腹膜后淋巴结肿大,晚期者常伴有肝、肺等远处转移。

六、十二指肠神经内分泌癌

病例 1　女,71 岁,主诉:发热 14 d。查体:腹平坦,右上腹可见胆道引流管 1 根,引流褐色胆汁约 200 mL。实验室检查:糖类抗原 125 42.79 U/mL(↑),血红蛋白 84 g/L(↓),乳酸脱氢酶 362 U/L(↑),N 端脑利钠肽前体 1 253 pg/mL(↑),糖类抗原 19−9 45.54 U/mL(↑)。CT 横断位平扫,十二指肠降部大乳头处见类圆形软组织肿块,平扫呈均匀等密度(图 3−30A);CT 横断位动脉期,肿块呈明显不均匀强化(图 3−30B);CT 横断位静脉期持续强化(图 3−30C);CT 冠状位静脉期清晰显示病变位置及大小,瘤体中心见无强化的坏死区(图 3−30D)。病理显示神经内分泌癌,浸润全层(图 3−30E)。术后 1 月余见肝内转移灶(图 3−30F)。

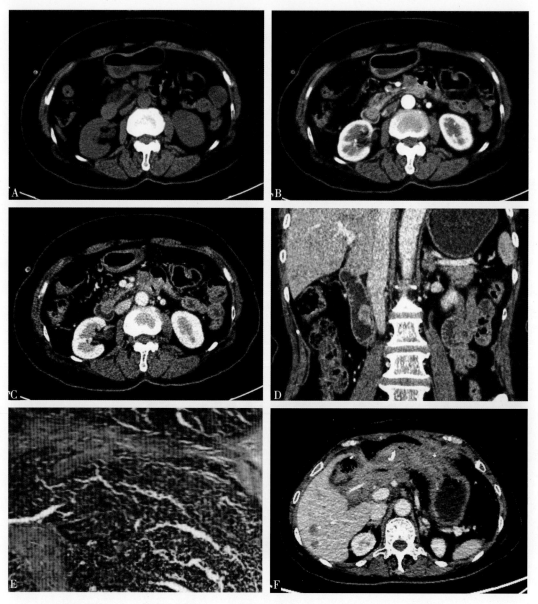

A. CT 横断位平扫;B. CT 横断位动脉期;C. CT 横断位静脉期;D. CT 冠状位静脉期;E. 病理;F. 术后 1 月余 CT 横断位静脉期

图 3−30　十二指肠神经内分泌癌 CT 及病理表现(病例 1)

诊断思路

71 岁女性,发热 2 周,最高 38.8℃,伴乏力、食欲缺乏,外院 CT 检查示"十二指肠乳头占位",入院后逐渐出现皮肤、黏膜黄染,小便色黄,陶土样大便。查体:腹平坦,右上腹可见胆道引流管 1 根,引流褐色胆汁约 200 mL;无压痛、反跳痛。增强 CT 扫描表现:十二指肠降部肠壁可见一类圆形软组织肿块影,突入腔内,大小约 14 mm×12 mm,动脉期呈不均匀中度强化,静脉期持续中度强化,强化程度稍降低。胰管稍扩张,胰头周围显示不清,可见少量肿大淋巴结影。超声表现:胰腺大小、形态正常,实质回声均匀,主胰管扩张,内径约 3 mm。考虑为恶性,经术中病理确诊为神经内分泌癌。

病例 2 男,66 岁,主诉:乏力 1 年余,皮肤黄染、尿黄 20 多天。查体:阴性。实验室检查:血红蛋白 85 g/L(↓),C 反应蛋白 193.64 mg/L(↑),红细胞沉降率 76 mm/h(↑),N 端脑利钠肽前体 545.62 pg/mL(↑),肿瘤异常糖链糖蛋白 161.109 μm²(↑),糖类抗原 19-9 77.8 U/mL(↑)。CT 横断位平扫,十二指肠壶腹部见类圆形软组织密度占位影(图 3-31A);CT 横断位动脉期显著强化(图 3-31B);CT 横断位静脉期持续强化(图 3-31C);CT 冠状位动脉期、静脉期清晰显示病变位置,上段胆管明显扩张(图 3-31D、E)。病理显示神经内分泌癌,大细胞型(图 3-31F)。

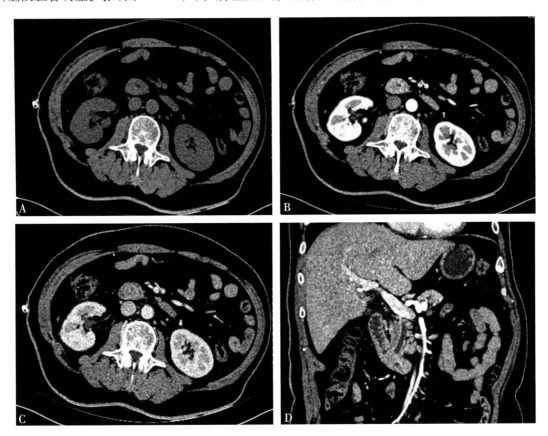

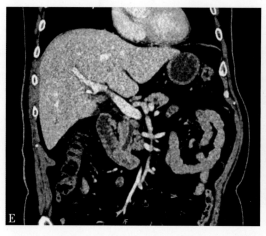
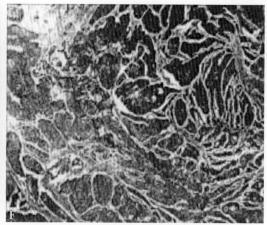

A. CT 横断位平扫；B. CT 横断位动脉期；C. CT 横断位静脉期；D. CT 冠状位动脉期；E. CT 冠状位静脉期；F. 病理

图 3-31　十二指肠神经内分泌癌 CT 及病理表现（病例 2）

【诊断思路】

66 岁男性，乏力 1 年余，皮肤黄染、尿黄 20 多天，查体：未见阳性体征。CT 表现为十二指肠壶腹部类圆形软组织肿块，横截面面积大小约 2.6 cm×3.4 cm，增强后动脉期呈较均匀中度强化，静脉期持续中度强化，强化程度稍降低，胆总管明显扩展，周围未见明显肿大淋巴结。综合考虑为恶性，经术中病理确诊为神经内分泌癌大细胞型。

病例 3　男，51 岁，主诉：便血 1 个月，发现皮肤黄染 3 d。实验室检查：红细胞计数 3.55×10^{12}/L（↓），血红蛋白 73 g/L（↓），糖类抗原 125 89.3 U/mL（↑）。CT 横断位平扫，十二指肠降部可见巨大不规则软组织密度影填充，边界模糊，结构不清，相应管腔狭窄（图 3-32A）；CT 横断位动脉期，肿块呈中度不均匀强化（图 3-32B）；CT 横断位静脉期持续强化（图 3-32C）；CT 冠状位、矢状位静脉期清晰显示病变位置及大小，肝内可见多发片状低密度影，考虑转移，肝内、外胆管及胰管扩张（图 3-32D、E）；最大密度投影（maximum intensity projection，MIP）显示病变血供来源于肠系膜上动脉（图 3-32F、G）。病理显示高级别神经内分泌癌（图 3-32H）。

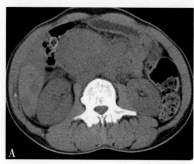
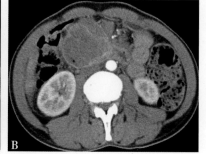

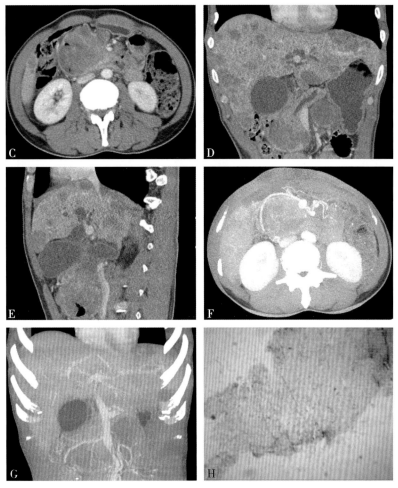

A.CT 横断位平扫;B.CT 横断位动脉期;C.CT 横断位静脉期;D.CT 冠状位静脉
期;E.CT 矢状位静脉期;F.CT 轴位 MIP;G.CT 冠状位 MIP;H.病理

图 3-32 十二指肠神经内分泌癌 CT 及病理表现(病例 3)

诊断思路

51 岁男性,便血 1 个月,发现皮肤黄染 3 d。CT 结果显示,十二指肠降部巨大不规则软组织密度影填充,边界模糊,结构不清,相应管腔狭窄,伴肝内、外胆管及胰管扩张。最大密度投影 MIP 像显示病灶由腹主动脉供血,考虑为恶性,肝内多发占位,转移考虑,经术中病理确诊为十二指肠神经内分泌癌。

临床要点

十二指肠神经内分泌癌是十二指肠肿瘤的罕见类型,在消化道神经内分泌癌中占的比例极小,发病率极低。好发于壶腹部。根据细胞形态可分为小细胞型和非小细胞型神经内分泌癌。大部分患者因腹胀就诊,其他临床症状及体征为恶心、呕吐及上腹部包块,少数患者因肿瘤破裂出现黑便而就诊。

【影像学表现】

1.CT 表现　多发生于十二指肠球部及降部,常向腔内呈息肉状结节或肿块型生长,局部肠壁增厚少见。肿瘤通常较小(小于 2 cm),CT 平扫病灶呈等或稍低密度,密度均匀或不均,钙化、囊变及坏死少见。大部分病灶动脉期呈显著强化,静脉期持续强化,强化程度逐渐降低,但仍保持较明显的强化,尤其是体积较小、分化较好的 G1 及 G2 级的肿瘤。G3 级肿瘤恶性程度较高,多合并囊变坏死,增强一般为中度及以上的不均匀强化。肿瘤常出现周围淋巴结转移,常见部位是胰头周围、肠系膜上动脉旁、肠系膜上静脉旁及胃大弯侧、胃小弯侧淋巴结转移,CT 平扫表现为等或低密度,增强后呈轻度到中度强化。远处转移最常见的部位为肝脏。直接侵犯周围组织少见,病灶较大时可对周围组织压迫而引起胰、胆管扩张。

2.MRI 表现　平扫 T_1WI 和 T_2WI 显示不清。增强动脉期显著强化,静脉期和延迟期呈相对等信号。神经内分泌癌多表现为多灶性,且病灶多伴有周围淋巴结转移。

3.超声内镜表现　多表现为黏膜或黏膜下层边界清晰的低回声病变。

【鉴别诊断】

1.十二指肠间质瘤　大部分为腔外生长型,呈圆形或类圆形。CT 增强后肿块呈轻度到中度强化,较大者内部可出现坏死。

2.十二指肠腺腺癌　发生部位为壶腹区乳头周围,常伴十二指肠降部管壁僵硬及胆道系统梗阻扩张,因此其临床症状出现较早。另外,其 CT 增强后具有轻度、延迟强化的特征。

3.十二指肠旁巨大淋巴结增生症　该病较少见,呈圆形或椭圆形,增强后动脉期明显均匀强化,此与腔外肿块型十二指肠神经内分泌肿瘤较难鉴别,但一般无临床症状,只有在肿块较大、压迫十二指肠引起梗阻时才会有临床症状。

肿瘤位于十二指肠大乳头时,还需与以下疾病鉴别。①胰头癌:CT 表现为胰头部低密度病灶伴胆总管、主胰管梗阻及上游胰腺组织萎缩,CT 增强多表现为缺乏血供,肿瘤恶性程度高,具有围管性浸润和嗜神经生长的特性,往往伴有周边侵犯和肝脏及淋巴结转移。②胆总管远端肿瘤:肿瘤位于胆总管远端,管壁增厚呈结节、肿块样,伴有上游胆管梗阻,CT 增强病灶多明显持续强化,肿瘤后期可侵犯周边结构,但不常侵犯主胰管及 Vater 壶腹,很少出现十二指肠梗阻。

参考文献

[1]李春燕,黄仲奎,龙莉玲,等.胡桃夹综合征的 CT 诊断[J].实用放射学杂志,2018,34(1):51-53.

[2]唐雪娣,冯浩,巫恒平,等.多层螺旋 CT(MSCT)在诊断胡桃夹综合征中的临床应用[J].中国 CT和 MRI 杂志,2017,15(5):109-111.

[3]董红焕,康立清,张荣菊,等.MRI 在十二指肠乳头腺瘤诊断中的价值[J].临床放射学杂志,2019,38(1):113-117.

[4]王佳,李辉,牛俊巧,等.十二指肠乳头腺瘤的 CT 征象[J].中国医学影像学杂志,2020,28(3):

219-222.

[5]仝开军,舒荣宝,程刘兵,等.巨大Brunner错构瘤一例[J].放射学实践,2018,33(5):545-546.

[6]ALDOSSARY M Y,ALZAHIR A A,ALMULLA L A,et al. Giant Brunner's gland hamartoma causing retrogradejejuno-duodenal intussusception:a case report[J]. Ann Med Surg(Lond),2019,38:37-41.

[7]PASETTI A,CAPOFERRO E,QUERZOLI G,et al. En Bloc Endoscopic resection of large pedunculated brunner's gland hamartoma:a case report[J]. Case Rep Gastroenterol,2018,12(2):344-351.

[8]丛春莉,苏秉忠.肠脂肪瘤31例诊治分析[J].现代消化及介入诊疗,2014,19(2):128-129.

[9]王凤山,高正杰,刘永锋,等.原发性十二指肠肿瘤的诊治进展[J].世界华人消化杂志,2014,22(34):5221-5227.

[10]WICHENDU P N,DODIVI-MANUEL A. Gastric outlet obstruction from duodenal lipoma in an adult[J]. Nigerian Journal of Surgery,2013,19(2):79-81.

[11]杨其根.胃肠道脂肪瘤的多层螺旋CT表现[J].全科医学临床与教育,2015,13(4):407-409.

[12]周葛雨嘉,胡金龙,郭瑾陶,等.十二指肠错构瘤息肉2例报告并文献复习[J].现代肿瘤医学,2021,29(12):2154-2157.

[13]顾佳,郑宝生,刘红.超声内镜检查在消化道隆起性病变诊治中的价值探讨[J].当代医学,2020,26(7):102-104.

[14]BARAT M,DOHAN A,DAUTRY R,et al. Mass-forming lesions of the duodenum:A pictorial review[J]. Diagn Interv Imaging,2017,98(10):663-675.

[15]FELSENSTEIN M,HRUBAN R H,WOOD L D. New developments in the molecular mechanisms of pancreatic tumorigenesis[J].Adv Anat Pathol,2018,25(2):131-142.

[16]盖福,权建平.X线和CT诊断十二指肠腺癌的效果比较[J].实用癌症杂志,2019,34(4):652-654.

[17]王朗,蒋小凤,刘川,等.MRI对壶腹周围癌的鉴别诊断价值[J].医学影像学杂志,2018,28(4):618-621.

[18]严陈晨,何健,张冰.CT和MRI在壶腹周围癌诊断中的研究进展[J].南京医科大学学报(自然科学版),2020,40(4):607-612.

[19]王开宇,邹学广,荣阳.十二指肠肿瘤的X线钡剂造影、CT诊断价值与影像学研究[J].中国医药指南,2017,15(24):159-160.

[20]张海青,李传亭,蒋延伟,等.3.0T磁共振多模态成像在壶腹周围癌诊断及鉴别诊断中的价值[J].医学影像学杂志,2019,29(3):439-444.

[21]陈旭,王梦辰,张晓茹.超声内镜联合256排螺旋CT三期增强扫描诊断胃肠道间质瘤的临床价值[J].全科医学临床与教育,2022,20(2):127-129,193.

[22]王春辉,雷志毅.小肠间质瘤与原发小肠腺癌的口服钡剂造影与CT诊断与鉴别诊断[J].影像研究与医学应用,2018,2(5):153-155.

[23]阎善升.观察MSCT在小肠肿瘤影像诊断中的应用[J].中国医疗器械信息,2021,27(14):

95,144.

[24]吴文秀,吴梦楠,潘爱珍,等.原发性十二指肠间质瘤多层螺旋 CT 强化表现与病理危险度的相关分析[J].分子影像学杂志,2020,43(3):410-414.

[25]杜辰.多层螺旋 CT 在十二指肠间质瘤诊断中的应用价值[J].实用医学影像杂志,2020,21(3):243-246.

[26]陆明军,谭诗云.十二指肠平滑肌肉瘤的诊治现状[J].临床内科杂志,2018,35(5):359-360.

[27]董英娜,曹军英,张筠,等.彩色多普勒超声联合胃超声造影剂对原发性十二指肠肿瘤诊断价值[J].临床军医杂志,2018,46(1):1-4.

[28]庄献鹏,李珊珊,范彬.原发性小肠淋巴瘤的多层螺旋 CT 诊断探讨[J].国际医药卫生导报,2020,26(17):2600-2602.

[29]马存文,杨素梅,杨丽,等.原发性胃、十二指肠 B 细胞淋巴瘤的 CT、MRI 临床诊断分析[J].系统医学,2018,3(7):101-102,105.

[30]王小娟,刘佳,高欣欣,等.原发性小肠淋巴瘤临床诊治分析[J].疑难病杂志,2020,19(10):1020-1022,1027.

[31]祝则峰,马建兵,袁琳娜,等.十二指肠神经内分泌肿瘤的 CT 影像学特征分析[J].浙江实用医学,2020,25(1):54-57.

[32]陈延坤,秦成坤.十二指肠神经内分泌肿瘤 1 例报告[J].中国现代普通外科进展,2020,23(12):1003-1005.

[33]龚云庆,马周鹏,陈炳叶,等.十二指肠乳头肿瘤的 CT 诊断及治疗[J].肝胆胰外科杂志,2020,32(1):32-36.

第四章 小肠疾病

第一节 小肠结核

病例 1　男,20岁,主诉:乏力、消瘦、低热 2 月余,伴腹痛、腹泻。查体:脐周及下腹部压痛。实验室检查:血红蛋白 112 g/L(↓)。X 线造影,小肠部分肠段充盈缺损,管腔狭窄、毛糙,上段轻度扩张(图 4-1A);小肠局部肠腔变窄,肠管黏膜皱襞粗乱、肠壁边缘不规则,呈"锯齿状"改变(图 4-1B)。

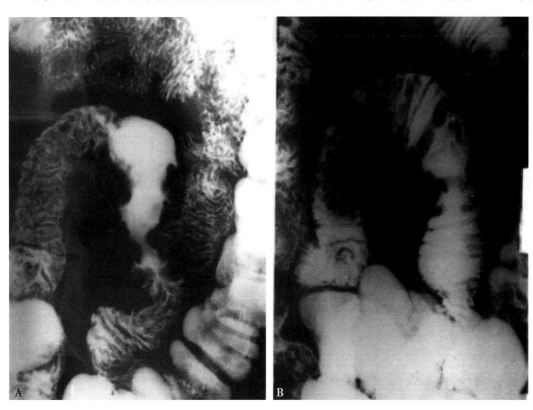

A.充盈缺损,管腔狭窄;B.锯齿状改变

图 4-1　小肠结核 X 线造影表现

诊断思路

20 岁男性,以"乏力、消瘦、低热 2 月余"入院,查体,脐周及下腹部压痛,实验室检查:血红蛋白降低。X 线造影显示小肠部分肠段呈现激惹征象,肠管黏膜皱襞粗乱、不规则,肠腔局限性狭窄。结合患者的临床表现及影像特征,拟诊断为小肠结核。

病例2　男,68岁,主诉:食欲缺乏、消瘦2年,伴低热、盗汗,加重半年。既往有肺结核病史。查体:右下腹压痛阳性。实验室检查:红细胞计数$3.49×10^{12}$/L(↓),血红蛋白86.1 g/L(↓)。CT横断位平扫,右下腹回肠末端及回盲部见局部肠壁明显不均匀增厚(图4-2A);CT横断位动脉期,增厚肠壁呈中度欠均匀强化,浆膜层增厚,肠壁似有分层改变(图4-2B);CT横断位静脉期,肠壁持续强化,肠周脂肪间隙有渗出影(图4-2C);CT冠状位和矢状位静脉期,清晰显示病变部位和累及范围,并显示肠周及肠系膜根部多发肿大淋巴结影(图4-2D、E)。肠镜示回肠末端管状狭窄,结节样突起,表面糜烂、坏死,有渗出,边界不清(图4-2F)。

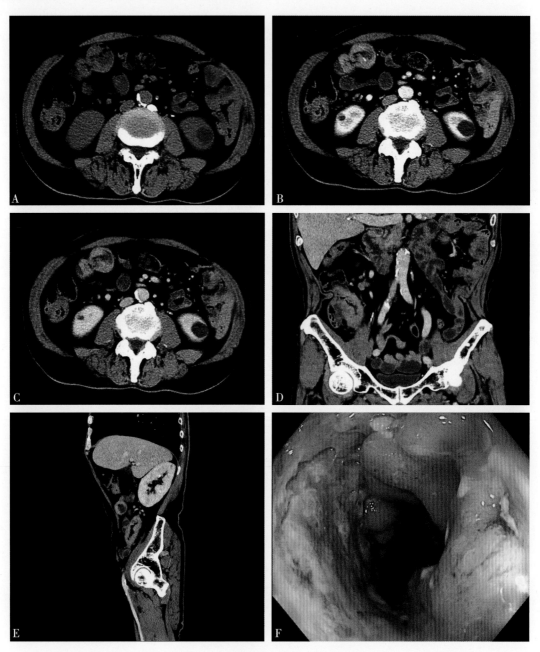

A. CT横断位平扫;B. CT横断位动脉期;C. CT横断位静脉期;D. CT冠状位静脉期;E. CT矢状位静脉期;F. 肠镜

图4-2　小肠结核CT及肠镜表现

诊断思路

老年男性，以"食欲缺乏、消瘦2年，伴低热、盗汗"入院，右下腹压痛阳性。红细胞计数及血红蛋白降低，提示贫血。CT扫描显示右下腹回肠末端及回盲部肠壁明显不均匀增厚，结构模糊，浆膜层增厚，肠周脂肪间隙呈炎性渗出样变，肠周及肠系膜根部多发肿大淋巴结影；增强扫描增厚的肠壁呈持续性中度欠均匀强化。肠镜显示，回肠末端慢性活动性炎合并溃疡形成。结合患者的既往肺结核病史、特征性的临床表现及典型影像特征，拟诊断为小肠结核。

病例3　女，19岁，主诉：间断腹痛、恶心、呕吐5月余。查体：脐周及下腹部压痛。实验室检查：血红蛋白87 g/L（↓）。治疗前胃肠X线造影，1 h余钡剂到达升结肠，回盲部形态不规则，可见充盈缺损影（图4-3A、B）；治疗后胃肠X线造影显示黏膜紊乱较前减轻（图4-3C、D）。治疗前消化道内镜，可见肠道清洁差，回盲瓣变形，回盲部四壁见不规则隆起、溃疡性改变，上覆污秽苔，管腔狭窄（图4-3E）；治疗后消化道内镜，可见回盲瓣变形，回盲瓣及回盲部见黏膜溃疡和黏膜瘢痕样改变，溃疡较前明显缩小（图4-3F）。

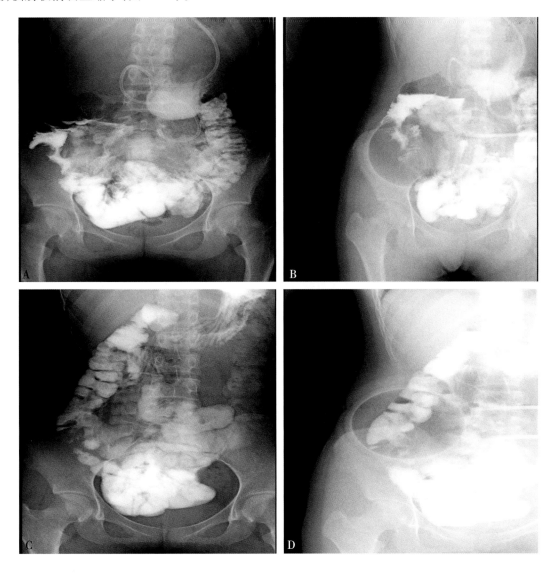

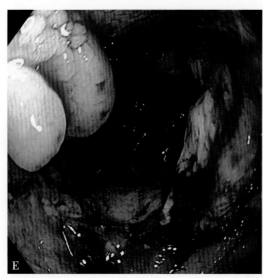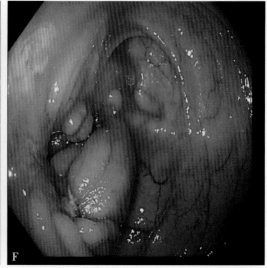

A、B.治疗前X线造影;C、D.治疗后X线造影;E.治疗前消化道内镜;F.治疗后消化道内镜

图4-3 小肠结核X线造影和内镜表现

诊断思路

青年女性,以"间断腹痛、恶心、呕吐5月余"入院,脐周及下腹部压痛。X线造影示回盲部充盈缺损,对比剂通过时呈现跳跃征。消化道内镜提示回盲部溃疡形成,局部管腔狭窄。结合典型的影像及内镜表现,拟诊断为小肠结核。

临床要点

小肠结核是结核分枝杆菌引起的肠道慢性特异性感染,绝大多数继发于肺结核。常见于青少年,40岁以下者占90%,女性多于男性。好发于回盲部,其次为回肠、空肠。肠结核大体病理上分三种类型:溃疡型、增殖型、混合型。起病缓慢,病程较长。临床症状主要表现为腹痛、腹泻、腹泻与便秘交替现象或腹部肿块等。

【影像学表现】

1.X线表现 ①溃疡型肠结核因炎症及溃疡刺激,病变肠袢激惹现象明显,透视下钡剂排空快,无钡剂或仅有少量钡剂呈线状,而病变肠段的近端和远端肠腔充盈良好,如同跳跃过一段肠袢,称"跳跃征"。病变进一步发展,病变部位黏膜增粗、紊乱,肠壁出现环形、卵圆形、长条形龛影,多沿肠壁环形分布。②增殖型肠结核钡剂造影主要表现为回肠末段、盲肠和升结肠变形、狭窄、缩短和僵直,激惹不明显;部分肠腔狭窄可致不完全性梗阻,狭窄近段肠腔扩张,黏膜皱襞增生、紊乱、消失,常形成多发结节状充盈缺损。

2.CT表现 肠结核段肠管壁明显增厚、肠腔狭窄,肠袢僵直,肠管缩短等。增强扫描病变段肠壁明显强化且有分层现象,表现为"靶征"和"双环征",其病理基础是急性炎症期肠黏膜下层水肿,在CT图像上呈相对低密度,黏膜及浆膜层炎性充血呈相对高密度,此为非肿瘤性肠壁炎性疾病的共同特征。同时能显示腹膜系膜增厚、腹腔积液和系膜淋巴结增大等间接征象。

【鉴别诊断】

1. 克罗恩病 好发于回肠及右半结肠,特点为病变呈节段性、跳跃性,易发生窦道及肠梗阻;鉴别困难时需依靠病理,无干酪样病变为其区别于结核的要点。另外,两者黏膜溃疡不同,克罗恩病典型的钡餐造影征象为"铺路石样"改变,肠结核则以横行的、全周性的带状溃疡和星状溃疡为特点。克罗恩病溃疡易穿透肠壁形成瘘管、肠管外炎性肿块和脓肿,而肠结核较少见这些并发症。

2. 小肠腺癌 小肠腺癌是小肠恶性肿瘤中最常见的类型,多见于 50 岁以上男性患者,好发于十二指肠,尤其是壶腹附近,其次是空肠和回肠。空肠腺癌多在十二指肠悬韧带附近,回肠腺癌则以末端回肠多见。小肠腺癌以浸润狭窄型多见,肠梗阻症状出现较早,而肠结核则不同,肠梗阻多为间歇发作的部分梗阻,表现为间歇性腹部绞痛,可伴有反复发作的恶心及餐后饱胀等症状。胃肠道出血表现为反复发作的黑便,伴有贫血及乏力。与是否有结核病史关系不大。

3. 小肠淋巴瘤 小肠淋巴瘤溃疡型和浸润型肿瘤难以鉴别。溃疡型表现为大小不等的不规则溃疡龛影,龛影周围可见"半月征"及"指压迹征";浸润型表现为肠腔狭窄,边缘不规则,肠壁略僵硬。病变向肠腔外浸润时可有小肠外压性移位。部分向深部浸润,肠壁失去张力,形成"动脉瘤样扩张"。除此之外,系膜肿块或增大的淋巴结包绕肠系膜血管及其周围脂肪,形成"三明治征"等表现也具有鉴别意义。

4. 阿米巴病或血吸虫病性肉芽肿 患者既往有相应感染史,脓血便常见,粪便常规或孵化检查可发现有关病原体,结肠镜检查有助于鉴别诊断,相应的特效治疗有效。

第二节 克罗恩病

病例 1 女,36 岁,主诉:间断性腹泻 1 年半,大便不成形,体重下降。查体:贫血面容,下腹部压痛。实验室检查:血红蛋白 88 g/L(↓),红细胞计数 $3.66×10^{12}$/L(↓),C 反应蛋白 99.88 mg/L(↑),红细胞沉降率 43 mm/h(↑)。X 线造影黏膜像,小肠多个肠段黏膜粗大,不规则,部分黏膜呈纵横交错"裂隙状"改变(图 4-4A);X 线造影充盈像,可见病变肠管呈节段性肠腔变窄改变(图 4-4B);病变肠管形态不规则,肠形僵硬(图 4-4C)。

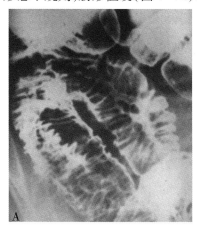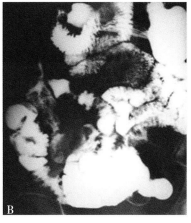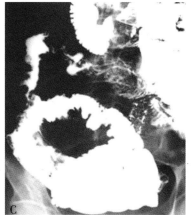

A. X 线造影黏膜像;B、C. X 线造影充盈像

图 4-4 克罗恩病 X 线造影表现

诊断思路

36 岁女性,以"间断性腹泻 1 年半,大便不成形"为主诉入院,查体:贫血面容,下腹部压痛。实验室检查:显示血红蛋白及红细胞计数降低,C 反应蛋白及红细胞沉降率升高。X 线造影显示小肠肠管节段性狭窄,肠管狭窄、正常肠管呈"跳跃状"分布,部分黏膜呈纵横交错裂隙状改变,见铺路石样改变。结合患者的临床表现及典型影像特征,拟诊断为小肠克罗恩病。

病例2　男,35 岁,主诉:间断腹痛数年,近期消瘦。查体:右侧腹部轻度压痛、反跳痛。实验室检查:白细胞计数 $11.08 \times 10^9/L$（↑）,血红蛋白 94 g/L（↓）,C 反应蛋白 42.34 mg/L（↑）。CT 横断位平扫,右下腹、盆腔内肠管管壁呈节段性增厚,肠周可见少许炎性渗出影（图 4-5A、B）;CT 横断位动脉期,增厚的肠管管壁呈中度强化,局部肠腔狭窄、变形,壁周毛糙（图 4-5C、D）;CT 冠状位动脉期,清晰可见全组小肠充盈满意,病变肠管的累及范围显示清晰,见少许肠系膜血管沿肠壁梳状排列,"梳样征"改变（图 4-5E、F）;多平面重组（multiplanar reformation,MPR）增强,多角度清晰显示病变肠管,局部管壁可显示分层（图 4-5G、H）。病理符合炎性肠病（图 4-5I、J）。

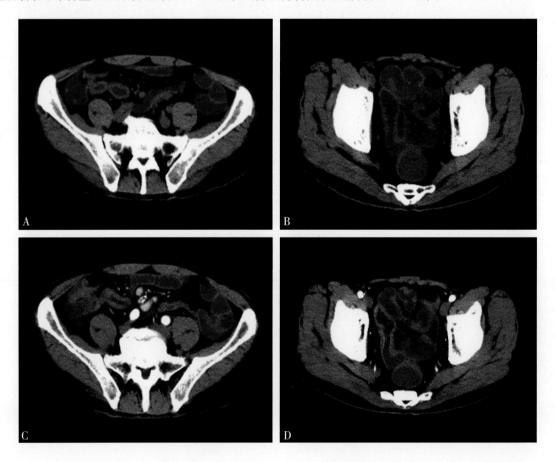

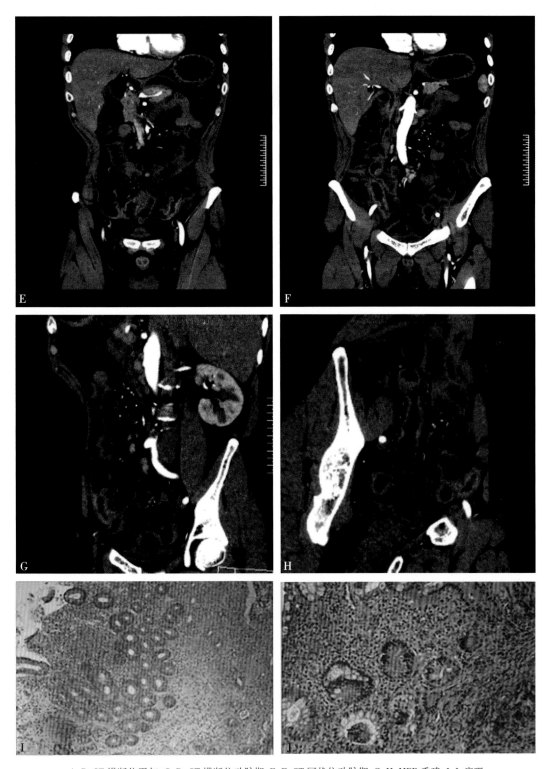

A、B.CT横断位平扫;C、D.CT横断位动脉期;E、F.CT冠状位动脉期;G、H.MPR重建;I、J.病理

图4-5 克罗恩病CT、MPR重建及病理表现

诊断思路

35 岁男性,以"间断腹痛数年,近期消瘦"入院,查体发现右下腹部轻度压痛、反跳痛。实验室检查显示白细胞计数升高,血红蛋白降低,C 反应蛋白升高。CT 小肠造影显示回肠远段管壁呈节段性增厚,中度强化,管腔变窄,肠周少许渗出影,系膜血管似见"梳样征"改变。结合患者的临床表现及典型影像特征,拟诊断为小肠克罗恩病。

病例 3　男,37 岁,主诉:腹部不适、食欲缺乏数月余,既往克罗恩病史并接受手术治疗。CT 横断位平扫,回盲部肠壁僵硬且明显不均匀增厚,密度不均,肠管结构模糊,局部狭窄(图 4-6A、B);CT 横断位动脉期,肠壁轻中度强化,右下腹肠系膜多发淋巴结肿大,肠周见条絮状渗出(图 4-6C、D);CT 冠状位静脉期,腹腔肠管充盈良好,清晰显示病变肠壁累及范围,肠系膜结构增粗,右腹回肠区病变肠管肠壁连续性中断,肠周炎性渗出样改变(图 4-6E、F)。阳性对比剂造影后观察,右腹回肠区病变肠管内对比剂漏至横结肠,表面瘘管形成(图 4-6G、H)。

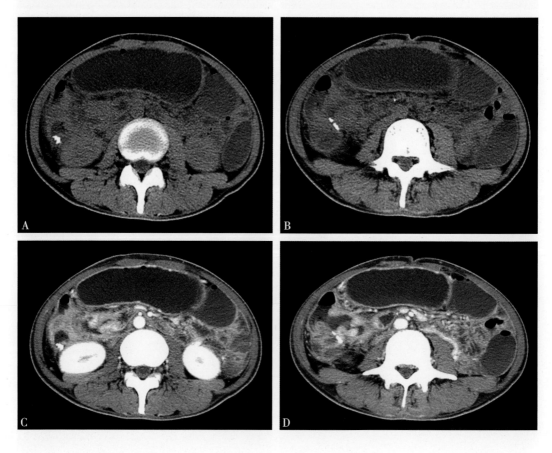

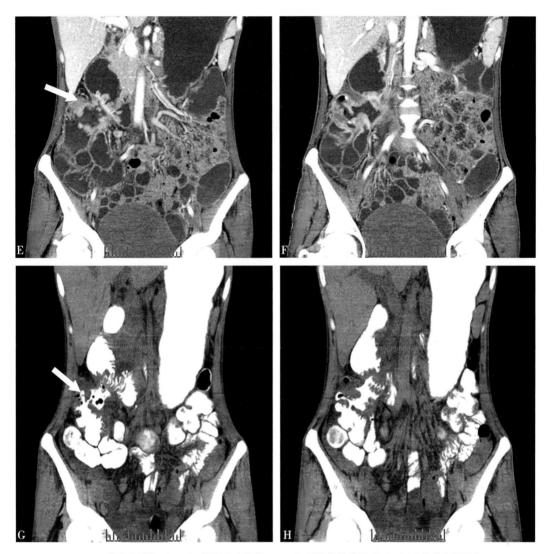

A、B. CT 横断位平扫；C、D. CT 横断位动脉期；E、F. CT 冠状位静脉期；G、H. CT 小肠造影冠状位

图4-6 克罗恩病 CT 及小肠造影表现

诊断思路

37 岁男性，以"腹部不适、食欲缺乏数月余"入院，既往克罗恩病史并接受手术治疗，CT 表现为回盲部回肠远端肠壁明显不均匀增厚，密度不均，肠腔狭窄，肠周间隙见炎性渗出影，增强扫描显示肠壁轻中度不均匀强化，邻近肠系膜结构增粗并见增大淋巴结，右腹回肠区病变肠管瘘管形成，结合患者病史、临床表现及典型影像特征，拟诊断为克罗恩病复发合并窦道形成。

病例4 男，17 岁，主诉：间断腹痛、食欲缺乏 2 年余。查体：贫血面容。实验室检查：血红蛋白 75 g/L（↓），平均红细胞血红蛋白含量 16.6 pg（↓），平均红细胞血红蛋白浓度 293 g/L（↓）。血小板计数 383×10⁹/L（↑）。X 线造影黏膜像、升结肠近肝区处局部肠管壁毛糙，肠袋消失，壁上可见多个小结节状充盈缺损，呈铺路石样改变，边界不清（图 4-7A ~ F）。CT 横断位平扫，降结肠及盲肠管壁节段性增厚，周围脂肪间隙可见絮状稍低密度影及多发增大淋巴结影（图 4-7G）；CT 冠状位平扫,回盲部、升结肠、结肠肝曲等处黏膜"卵石样"改变,黏膜有片状糜烂、纵行溃疡、环绕长径及多发小息肉,表面明显黏液附着,管壁增厚,结肠袋结构有消失,管腔有明显节段性狭窄,病变有节段性分布(图4-7H)。消化道内镜检查,肠黏膜可见糜烂、溃疡及息肉样增生,呈铺路石样改变(图4-7I、J)。

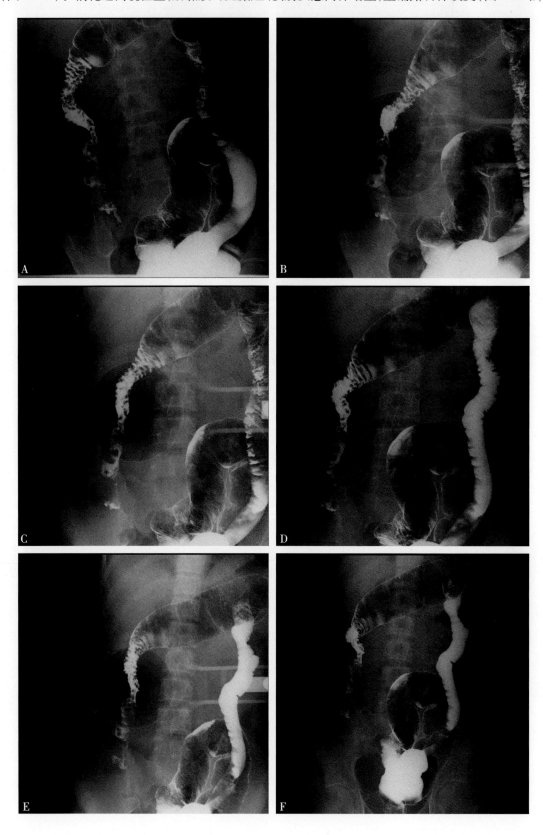

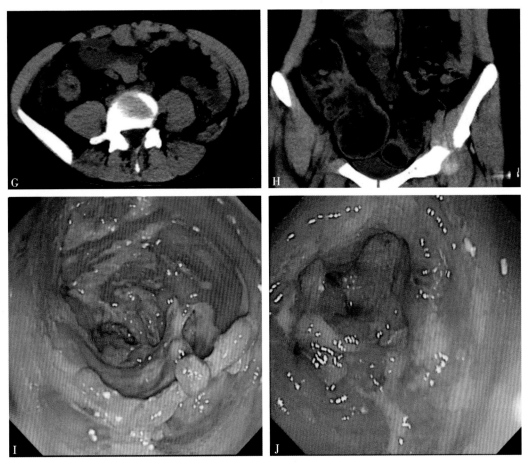

A～F.X 线造影；G.CT 横断位平扫；H.CT 冠状位平扫；I、J.消化道内镜表现

图 4-7　克罗恩病 X 线造影、CT 及消化道内镜表现

诊断思路

　　17 岁男性，以"间断腹痛、食欲缺乏 2 年余"入院，查体：发现贫血面容。实验室检查：显示血红蛋白降低。X 线造影显示小肠肠管节段性狭窄，狭窄肠管、正常肠管呈"跳跃状"分布，部分黏膜呈纵横交错裂隙状改变，见铺路石样改变。结合患者的临床表现及典型影像特征，拟诊断为小肠克罗恩病。

　　病例 5　男，24 岁，主诉：间断黏液脓血便 1 年余。实验室检查：白细胞计数 $12.66×10^9/L$（↑），中性粒细胞绝对值 $9.96×10^9/L$（↑），中性粒细胞百分数 78.7%（↑），血小板计数 $546×10^9/L$（↑），单核细胞绝对值 $0.81×10^9/L$（↑），血小板压积 0.55%（↑），粪便常规白细胞计数 14 个/HPF。X 线造影黏膜像，升结肠肠腔狭窄，扩张受限，通过欠佳（图 4-8A～D）。治疗前消化内镜，回肠末端可见黏膜节段性片状溃疡，溃疡表面附薄白苔，回盲部变形，可见回盲部 3 点钟方向黏膜糜烂、充血、凹陷，回盲部至肝曲可见黏膜呈铺路石样（图 4-8E）；治疗后消化内镜，结肠、回肠吻合口四壁黏膜稍充血，吻合口以下结肠黏膜片状充血，稍水肿，并可见白色"瘢痕样"改变（图 4-8F）。CT 横断位平扫、动脉期及静脉期，回盲部、升结肠全段、横结肠近段管壁可见不同程度狭窄，管壁明显不均匀增厚，结构模糊，密度不均，强化明显，肠周脂肪间隙可见大量条片状、絮状渗出影及肿大淋巴结影(图4-8G~I)。病理示部分肠壁呈重度慢性炎性改变伴溃疡形成,局部见不典型肉芽肿结构(图4-8J)。

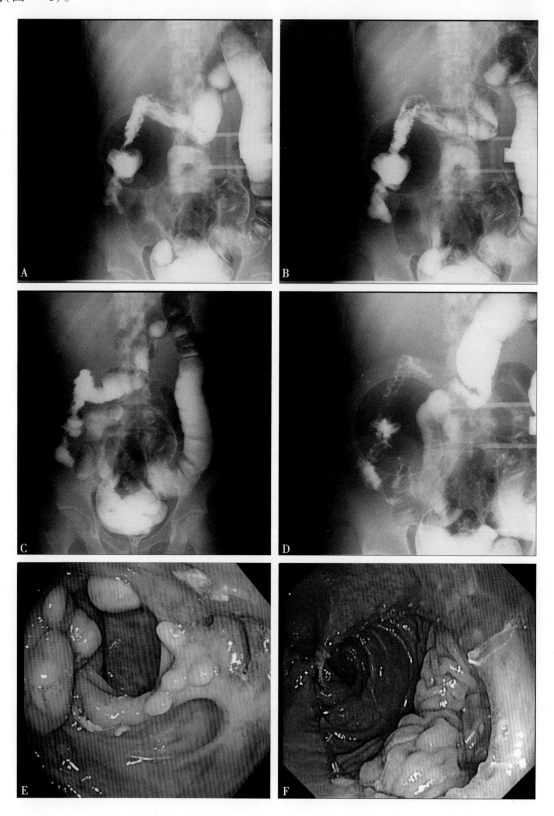

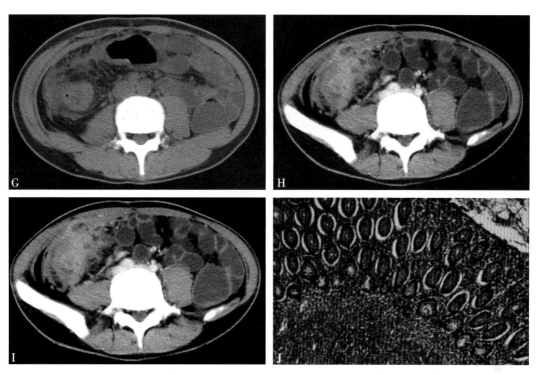

A~D. X 线造影黏膜像;E. 消化道内镜(治疗前);F. 消化道内镜(治疗后);G. CT 横断位平扫;H. CT 横断位动脉期;I. CT 横断位静脉期;J. 病理

图 4-8　克罗恩病 X 线造影、内镜、CT 及病理表现

诊断思路

　　青年男性,以"间断黏液脓血便 1 年余"为主诉入院。X 线造影示回肠末端及回盲部肠管部分狭窄,可见铺路石样改变,CT 示局部肠壁增厚、水肿,考虑克罗恩病合并炎症。

　　病例6　男,61 岁,主诉:间断发热 2 月余。实验室检查:中性粒细胞百分数 81.4%(↑),D-二聚体 0.72 mg/L(↑),纤维蛋白降解产物 6.52 mg/L(↑),结核分枝杆菌阳性对照反应(阳性对照)6.23 IU/mL(↑),红细胞呈缗钱样排列,降钙素原 0.242 ng/mL。X 线造影黏膜像,空、回肠位置无异常,回肠远段及回盲部管腔形态欠佳,黏膜紊乱,局部见充盈缺损影、"铺路石样"改变(图 4-9A~G)。肠镜示回肠末端多处黏膜下出血点,略粗糙(图 4-9H)。

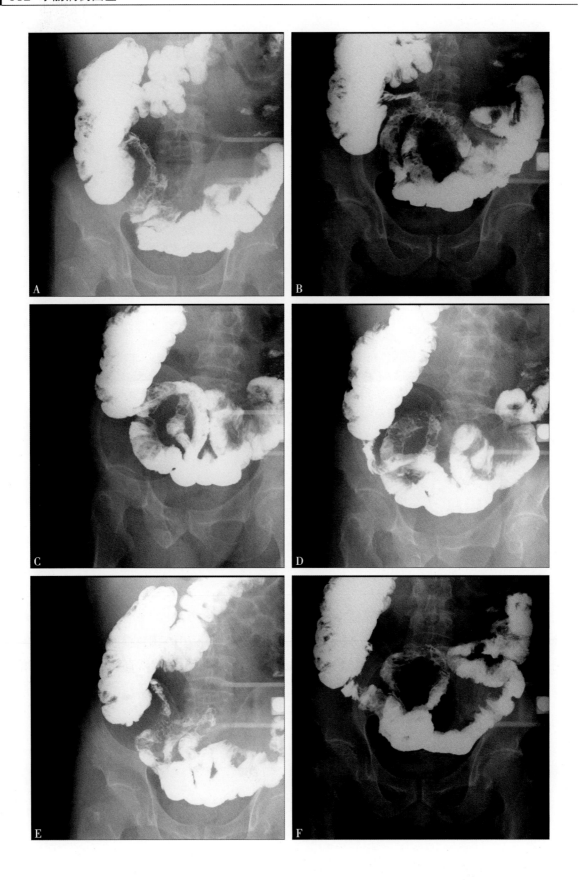

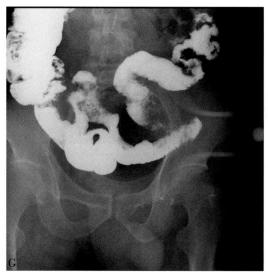
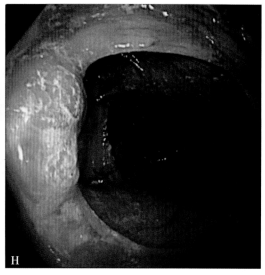

A ~ G. X 线造影黏膜像;H. 消化道内镜

图 4-9　克罗恩病 X 线造影及肠镜表现

【诊断思路】

老年男性,以"间断发热 2 月余"为主诉入院。X 线造影示回肠远段及回盲部管腔形态欠佳,局部见充盈缺损及"铺路石样"改变。典型影像学表现符合小肠克罗恩病。

病例 7　男,34 岁,主诉:间断腹痛、腹泻 4 年余,腹痛加重 1 个月。查体:腹部无压痛,无反跳痛。实验室检查:①血常规示红细胞计数 4.12×10^{12}/L(↓)、血红蛋白 86.6 g/L(↓)、红细胞压积 0.288 L/L(↓)、平均红细胞体积 69.8 fL(↓)、平均红细胞血红蛋白含量 21.04 pg(↓)、平均红细胞血红蛋白浓度 301.1 g/L(↓)、红细胞分布宽度 23.3%(↑);②炎性指标示降钙素原 0.16 ng/mL(↑);③生化检测示总蛋白 44.8 g/L(↓)、白蛋白 26.5 g/L(↓)。CT 横断位平扫,左下腹及盆腔部分回肠壁增厚,呈节段性,局部肠管内见液平,肠系膜间隙内见多发肿大淋巴结影(图 4-10A);CT 横断位、冠状位及矢状位动脉期和 CT 横断位静脉期,清晰显示增厚的肠管及分布情况,黏膜明显强化,肠壁水肿,邻近系膜血管增粗,周围多发强化淋巴结(图 4-10B ~ E);横断位、冠状位及矢状位伪彩图,以彩色图像显示管壁增厚肠管分布及肠系膜间隙情况,更为清晰直观,可视化效果增加(图 4-10F ~ H)。大体病理,肠管黏膜面灰黄,局部灰红,似有溃疡(图 4-10I);组织学病理,肠管黏膜活动性炎症伴溃疡形成,符合克罗恩病(图 4-10J)。

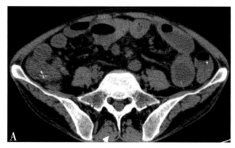
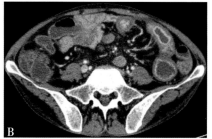

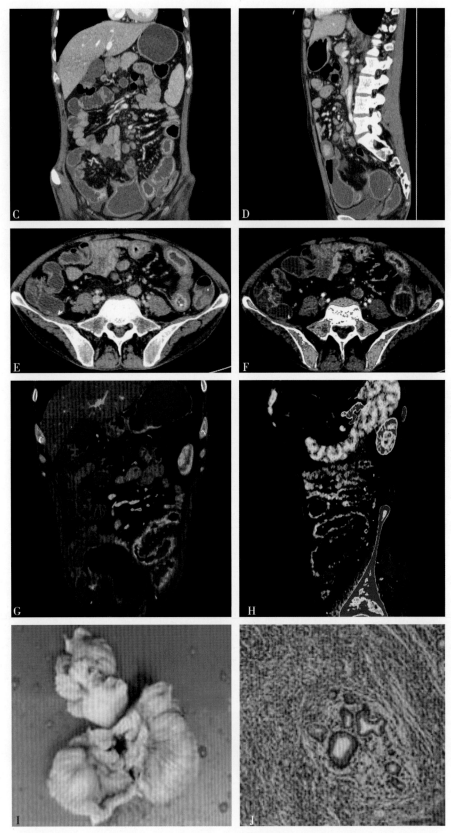

A. CT横断位平扫;B. CT横断位动脉期;C. CT冠状位动脉期;D. CT矢状位动脉期;E. CT横断位静脉期;F~H. CT横断位、冠状位及矢状位伪彩图;I. 大体标本;J. 病理切片

图4-10 克罗恩病CT及病理表现

诊断思路

34岁男性,以"间断腹痛、腹泻4年余,腹痛加重1个月"为主诉入院,查体:未见异常。实验室检查:显示贫血伴低蛋白血症,炎性标志物升高。CT扫描示左下腹及盆腔部分回肠壁水肿增厚,呈节段性,局部肠管内见液平,肠系膜间隙内见多发肿大淋巴结影,增强扫描见强化的黏膜、肿大的淋巴结及邻近增粗的系膜血管。结合患者的临床表现及典型影像特征,拟诊断为克罗恩病。

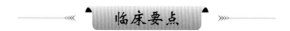

临床要点

克罗恩病又称局限性肠炎、局限性回肠炎、节段性肠炎和肉芽肿性肠炎。该病是一种原因不明的肠道炎症性疾病,免疫障碍可能与疾病的发生发展过程有关,多发于回肠末端和右半结肠。多见于20~30岁的青年人。病变肠段以多节分布为特点。可出现典型的纵行"裂隙状"溃疡,肉芽组织增生表现为"铺路石样"黏膜,炎性浸润常表现为肠壁全层的炎症,肠壁纤维化可致肠壁增厚及管腔狭窄。溃疡穿通肠壁可形成脓肿和窦道。肠系膜增厚及淋巴结增大可形成肿块,肠系膜水肿、纤维化及脂肪沉积,可使肠祥间距增宽及扭曲。

本病临床表现为腹痛、腹泻、肠梗阻,伴有发热、营养障碍等肠外表现。病程多迁延,反复发作,不易根治。

【影像学表现】

1. X线造影表现 ①溃疡:纵行线状溃疡是克罗恩病特征性表现,长度不等,位于肠系膜侧,其长轴与肠管纵轴一致。②黏膜表面隆起:"铺路石征"是克罗恩病相对特征性表现,表现为纵横交错的溃疡之间形状不一、大小不等的"卵石样"结节。③管腔狭窄:严重狭窄时管腔显示为僵直的细线状影,称为"线样征"。④病变好发于肠系膜侧或肠系膜侧病变程度较重。⑤黏膜皱襞不规则增厚,边缘模糊,并由黏膜皱襞互相融合或呈"小结节状"表现。⑥横行或纵行溃疡穿透浆膜层形成瘘管。⑦病变呈节段性分布。

2. CT表现 肠壁呈节段性增厚,壁厚可达1~2cm。肠系膜内的炎性浸润造成肠系膜脂肪组织的CT值明显升高,肠壁与肠系膜间原有的清晰界限消失。增强CT扫描可显示病变肠祥的肠系膜血管增多、扩张、扭曲。血管弓受肠系膜内沉积脂肪的推挤,与肠壁间距增大,造成直小动脉被拉长,间隔增宽,沿肠壁梳状排列,称为"梳样征"。

【鉴别诊断】

1. 小肠结核 发病年龄较轻,既往多有其他器官结核史,好发于回盲部。但增生性肠结核,由于大量结核性肉芽肿和纤维组织增生,使肠壁变厚、变硬,易与盲肠癌混淆,须做病理活检才能明确诊断。X线钡餐检查,可发现病灶处的激惹现象或跳跃现象,对诊断有帮助。

2. 淋巴瘤 小肠淋巴瘤分为肠壁增厚型与腔内肿块型,肠壁广泛增厚,多超过1cm,与正常组织分界不清,肠道黏膜连续,密度均匀,增强呈轻中度均匀强化,偶见坏死,周围脂肪间隙清晰,腹腔及腹膜后淋巴结肿大,包绕血管,呈"三明治征",可伴溃疡、坏死、穿孔,管腔多呈"吹气球样"扩张。

3.小肠癌 当肿瘤呈浸润狭窄型时,肠腔呈环形向心性狭窄,狭窄段的近、远侧两端有病变突出于肠腔内,使病变段肠腔呈"苹果核样"形态,核心则为癌溃疡。在病变的一端或两端可出现"反压迹征"。病变部位黏膜皱襞破坏消失,管壁僵硬,蠕动消失,具有重要的鉴别意义。此外,有肠系膜或腹膜淋巴结转移等间接征象表现。

第三节 小肠梗阻

病例 1 男,37 岁,主诉:间断左腹部胀痛 2 月余。查体:左腹部压痛。CT 横断位动脉期,中下腹部分小肠肠壁增厚,肠周渗出样变,部分肠管继发性扩张,可见液平(图 4-11A);CT 冠状位动脉期和静脉期,进一步显示扩张肠管形态及肠周脂肪间隙渗出程度,同时显示增厚肠壁位置,其密度欠均,呈中度较均匀强化(图 4-11B、C)。

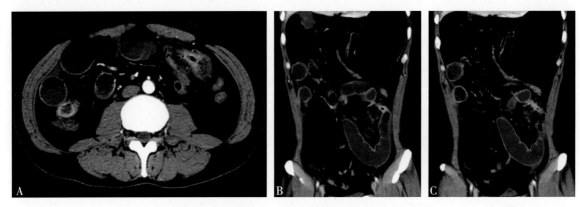

A.CT 横断位动脉期;B.CT 冠状位动脉期;C.CT 冠状位静脉期

图 4-11 小肠梗阻 CT 表现

诊断思路

37 岁男性,以"间断左腹部胀痛 2 月余"入院,查体:左腹部压痛。CT 扫描示中下腹部分小肠肠壁增厚,管腔局部变窄,密度欠均,结构模糊,肠周间隙见条索状渗出影,部分肠管继发性扩张,可见液平,增厚肠壁轻、中度较均匀强化。结合患者的临床表现及典型影像特征,拟诊断为单纯性肠梗阻。

病例 2 男,69 岁,主诉:食欲缺乏、腹胀、排便困难 3 d。查体:肠鸣音亢进。实验室检查:中性粒细胞绝对值 $6.8×10^9/L$(↑)。CT 横断位平扫,腹腔肠管清洁度欠佳,可见扩张肠管,内见积气,未见典型液平,上中腹中线处部分小肠结构模糊,相应肠系膜结构增粗,呈"旋涡样"改变(图 4-12A);CT 横断位动脉期,肠管、肠袢和肠系膜在梗阻点扭转,扩张肠袢的肠系膜血管呈"放射状"向闭袢的根部聚拢,形成"旋涡征"(图 4-12B);CT 冠状位和矢状位动脉期,受累肠壁结构模糊,中度强化,肠系膜血管扭转,肠系膜间隙见渗出影(图 4-12C、D);CTA 容积再现,完美显示肠系膜血管形态及走行(图 4-12E、F)。

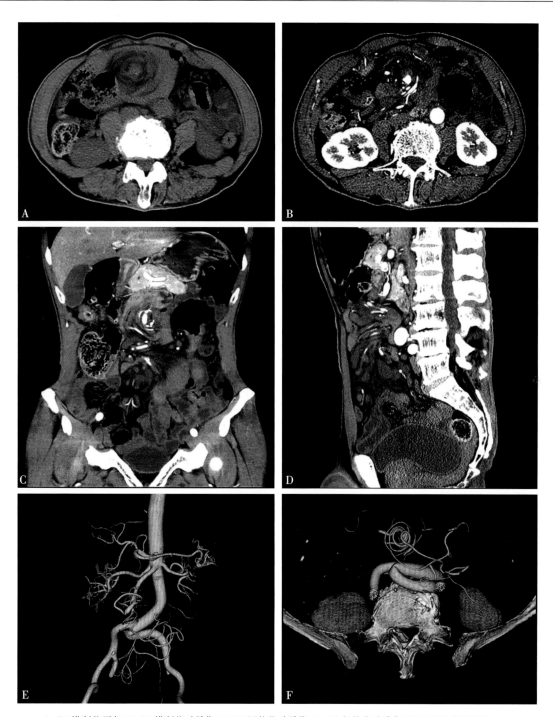

A. CT 横断位平扫；B. CT 横断位动脉期；C. CT 冠状位动脉期；D. CT 矢状位动脉期；E、F. CTA 容积再现

图 4-12　小肠梗阻 CT 及 CTA 表现（病例 2）

诊断思路

69 岁男性，以"食欲缺乏、腹胀、排便困难 3 d"入院，查体发现肠鸣音亢进，中性粒细胞绝对值升高。CT 扫描示腹腔肠管清洁度欠佳，可见扩张肠管，内见积气，未见典型液平，上中腹中线处部分小肠结构模糊，相应肠系膜结构增粗，呈"旋涡样"改变，肠系膜间隙见渗出影，CTA 可清晰显示腹腔大血管及肠系膜血管形态及走行。结合患者的临床表现及典型影像特征，拟诊断为肠扭转继发不完全性肠梗阻。

病例3　女,40岁,主诉:持续腹痛、呕吐、腹泻1 d。查体:上腹部压痛、反跳痛。实验室检查:白细胞计数 12.11×10⁹/L(↑),中性粒细胞绝对值 10.95×10⁹/L(↑),中性粒细胞百分数 90.4%(↑)。CT 横断位平扫,中下腹部局部肠管管壁增厚,密度欠均,肠周间隙见条片状渗出影,大部分肠管管腔明显扩张、积气、积液,见典型液气-液气平面(图4-13A);CT 横断位动脉期,增厚肠壁呈明显欠均匀强化,浆膜层较毛糙,肠系膜区见渗出影及增大淋巴结影(图4-13B);CT 冠状位、矢状位动脉期,清晰显示增厚肠壁的累及范围,并见扩张的肠管大部分位于左下腹(图4-13C、D);CTA 最大密度投影,肠系膜上静脉及其部分属支显影差(图4-13E);曲面重建(CPR),门静脉主干见条带状低密度充盈缺损影形成,肠系膜上静脉中段显影欠佳(图4-13F)。

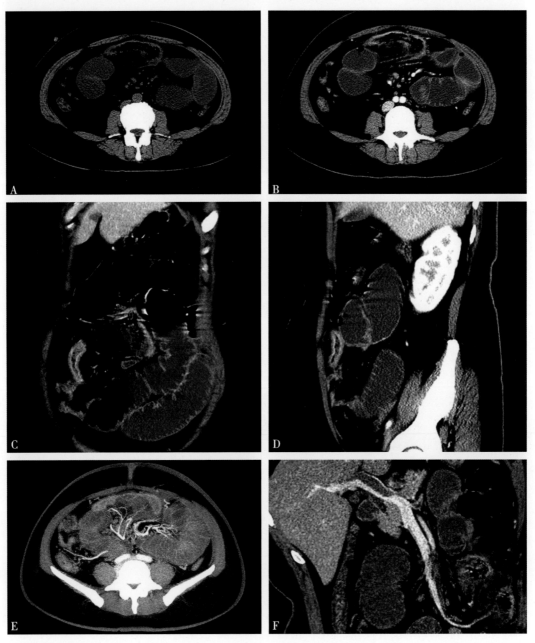

A.CT 横断位平扫;B.CT 横断位动脉期;C.CT 冠状位动脉期;D.CT 矢状位动脉期;E.最大密度投影(MIP);
　F.曲面重建(CPR)

图4-13　小肠梗阻 CT 及 CTA 表现(病例3)

诊断思路

40 岁女性,以"持续腹痛、呕吐、腹泻 1 d"入院,查体:上腹部压痛、反跳痛。实验室检查:白细胞计数升高,中性粒细胞绝对值和百分数升高。CT 扫描显示中下腹部局部肠管管壁增厚,密度欠均,肠周间隙见条片状渗出影,大部分肠管管腔明显扩张、积气、积液,见典型气-液平面,增厚肠壁呈明显欠均匀强化,浆膜层较毛糙,肠系膜区见渗出影及增大淋巴结影,CTA 显示门静脉主干条带状低密度充盈缺损影形成,肠系膜上静脉中段显影欠佳,肠系膜上静脉及其部分属支显影差。结合患者的临床表现及典型影像特征,拟诊断为血运性肠梗阻。

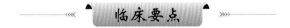

临床要点

肠梗阻为常见的急腹症,任何原因引起的肠内容物通过障碍统称为肠梗阻。小肠梗阻占肠梗阻的 60%～80%。肠梗阻可分为机械性肠梗阻、动力性肠梗阻及血运性肠梗阻。机械性肠梗阻发病原因多为肠粘连、炎性狭窄、肠腔内肿物或异物堵塞造成,可分为单纯性肠梗阻和绞窄性肠梗阻;动力性肠梗阻包括麻痹性肠梗阻和痉挛性肠梗阻,没有肠腔狭窄,而是由于各种因素引起的胃肠道动力丧失,而致肠内容物通过障碍;血运性肠梗阻一般由静脉血栓或肠系膜动脉栓塞导致的肠系膜血管阻塞所致。

小肠梗阻除造成肠管不通外还同时伴有局部血液循环障碍。主要表现有腹痛、呕吐、腹胀、排便停止。早期可有不食、呕吐、卧地翻滚等症状;随着病情的发展,可呈持续性呕吐、严重脱水、眼球下陷、皮肤弹力下降、腹围增大、呼吸困难;随着肠管局部血液循环障碍,病变部位的肠管开始出现麻痹、坏死,此时患者疼痛反应消失,严重者出现高度精神沉郁、自体中毒、休克等症状,如不及时抢救治疗将造成死亡。

【影像学表现】

1. X 线造影表现　通过 X 线检查,可了解肠道是否存在梗阻,并了解梗阻部位。立位检查,可见到阶梯样、长短不一的气-液平面;梗阻以上肠管积气、积液,肠管扩张。卧位检查,可见到胀气肠袢的分布情况。高位空肠梗阻时,胃内可出现大量的气体和液体;低位小肠梗阻时,以液平面较多;完全性肠梗阻时,结肠内无气体或少量气体。绞窄性肠梗阻会出现多个小跨度卷曲肠袢,空、回肠转位,出现典型的征象如"假肿瘤征""咖啡豆征"等有助于诊断。

2. CT 表现　肠管扩张,管径显著增大,其内可见气-液平面,也可完全被液体所充盈,肠壁变薄。局部肠壁增厚,密度增高,异常强化。绞窄性肠梗阻出现"缆绳征"、"鸟嘴征"、肠壁及门静脉内积气等征象,具有较高的诊断特异性。另外,梗阻远端肠管明显塌陷,梗阻远、近端肠管直径有明显差异,扩张的肠袢在中腹部可呈"马蹄状",肠袢中央可见聚拢的肠系膜血管,"旋涡征"对绞窄性肠梗阻具有重要的诊断意义。

【鉴别诊断】

1. 急性阑尾炎　通常具有转移性腹痛和右下腹固定压痛的临床特点。当炎症加重时可表现有局限性腹膜炎，当阑尾穿孔时则出现全腹膜炎，此时仍以右下腹体征为重。

2.急性胆囊炎 起病常在进油腻食物后，右上腹剧烈绞痛，放射至右肩及右背部。查体时右上腹部有压痛及肌紧张，墨菲征阳性。B超检查示胆囊增大、壁厚，并可见胆囊结石影。

3.急性胆管炎 剑突下区剧烈疼痛，可放射至右肩部。伴寒战、高热，可有黄疸。病情加重时可出现休克及精神症状。B超见胆管扩张及结石影，可辅助诊断。

第四节　小肠间质瘤

病例1 男,36岁,主诉:腹痛伴便血6 h。查体:腹部压痛,无反跳痛。实验室检查:白细胞计数$21.64×10^9$/L(↑),红细胞计数$3.36×10^{12}$/L(↓),血红蛋白100 g/L(↓),大便隐血(+),非小细胞肺癌抗原21-1 3.46 ng/mL(↑)。CT横断位平扫,空肠近段局部肠管内见不规则软组织肿块影,边缘清晰,密度不均,邻近肠壁未见明显异常征象(图4-14A);CT横断位动脉期和静脉期,肿块呈中度不均匀强化,内部见片状不强化坏死区(图4-14B、C);CT冠状位动脉期,可清晰显示肿块向肠腔内外生长,呈"哑铃形"(图4-14D);多平面重建,多角度显示肿块内部结构,周围脂肪间隙清晰(图4-14E);最大密度投影(maximum intensity projection, MIP)显示肿块供血动脉来源于肠系膜动脉分支(图4-14F)。

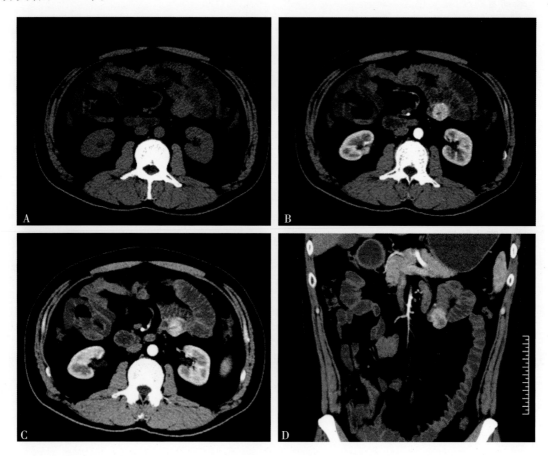

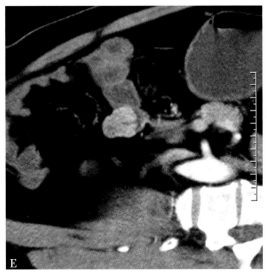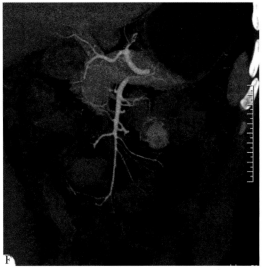

A.CT横断位平扫；B.CT横断位动脉期；C.CT横断位静脉期；D.CT冠状位动脉期；E.多平面重建(MPR)；F.最大密度投影(MIP)

图4-14 小肠间质瘤CT、MPR及MIP表现

诊断思路

36岁男性，以"腹痛伴便血6h"入院，查体：腹部压痛，无反跳痛。实验室检查：白细胞计数升高，并提示贫血，大便隐血试验阳性。CT扫描显示空肠近段局部肠管内不规则软组织肿块影，边缘清晰，密度不均，邻近肠壁未见明显异常征象，肿块呈腔内、外生长方式，增强CT扫描实质成分呈中度不均匀强化，多平面重建(MPR)可见肿瘤动脉起自肠系膜上动脉。结合患者的临床表现及典型影像特征，拟诊断为小肠间质瘤(低危险度)。

病例2 女,58岁,主诉:脐周不适,发现腹部占位1月余。查体:左下腹可触及包块。实验室检查:红细胞3.48×10^{12}/L(↓),血红蛋白110 g/L(↓),中性粒细胞百分数78.9%(↑)。CT横断位平扫,左下腹小肠区见不规则片状软组织密度肿块影,密度不均,内见点片状高密度影及坏死影,边界模糊,病灶大部位于肠外,与邻近肠壁关系不清(图4-15A);CT横断位动脉期和静脉期,增强后病灶呈中度不均匀强化,肠周脂肪间隙见条片状渗出影及局限性积液影(图4-15B、E);CT冠状位和矢状位静脉期,左下腹回肠区见肿块位于肠外降结肠前上方,肠管周围间隙见条片状渗出影(图4-15C、D)。病理示高危险度间质瘤(图4-15F)。

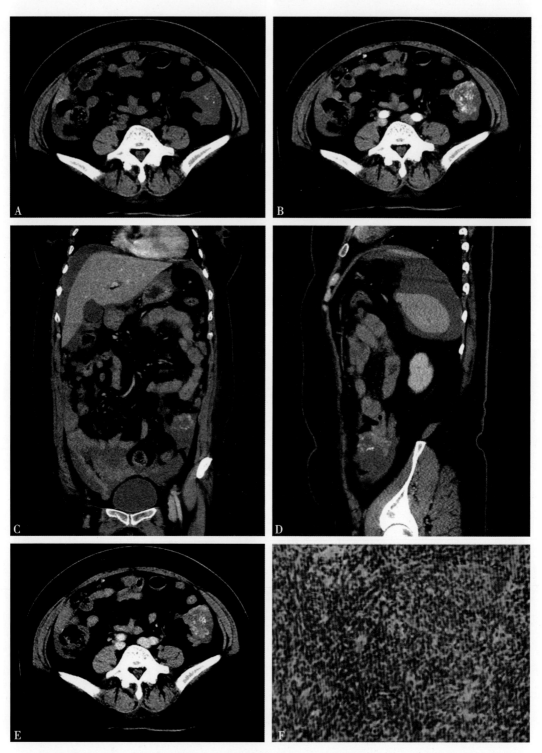

A. CT 横断位平扫；B. CT 横断位动脉期；C. CT 冠状位静脉期；D. CT 矢状位静脉期；E. CT 横断位静脉期；F. 病理

图 4-15　小肠间质瘤 CT 及病理表现

诊断思路

58 岁女性，以"脐周不适，发现腹部占位 1 月余"入院。查体：左下腹可触及包块。实验室检查：轻度贫血，中性粒细胞百分数升高。CT 显示左下腹小肠区不规则片状软组织密度肿块影，密度不均，内见点片状高密度影及坏死影，边界模糊，病灶大部位于肠外，与邻近肠壁关系不清；增强扫描病灶呈中度不均匀强化，与邻近小肠分界不清，肠周脂肪间隙模糊，肠周脂肪间隙见条片状渗出影及局限性积液影。结合患者的临床表现及典型影像特征，拟诊断为小肠间质瘤（高危险度）。

病例 3　女，30 岁，主诉：间断腹痛 3 d。查体：腹部压痛，无反跳痛。实验室检查：①血常规示红细胞计数 3.12×10^{12}/L（↓）、血红蛋白 82 g/L（↓）、红细胞压积 0.259 L/L（↓）、平均红细胞血红蛋白含量 26.4 pg（↓）；②血凝试验示纤维蛋白原 1.78 g/L（↓）。CT 横断位平扫，空肠中段约盆腔入口处见"类球形"软组织肿块影，密度欠均匀，与邻近肠管密度相近，周围肠管受推压，近段肠管内见积液及液平，周围脏器未受侵犯（图 4-16A）；CT 横断位动脉期和静脉期，肿块呈不均匀明显强化，边界较为清晰，周围组织未见异常强化（图 4-16B、C）；CT 冠状位、矢状位动脉期，清楚显示肿块位于膀胱右后上方，内部血供丰富（图 4-16D、E）；横断位及矢状位最大密度投影，肿瘤内部血供丰富，供血动脉来源于肠系膜上动脉的分支（图 4-16F、G）；横断位伪彩图，以彩色图像显示肿块的大小、位置、形态、密度是否均匀及血供等情况，更为清晰直观（图 4-16H）；冠状位及矢状位最大密度投影伪彩图，清晰显示肿块内部血供及供血动脉来源（图 4-16I、J）；前后位及侧位容积重建，立体直观地显示肿块供血情况（图 4-16K、L）。MRI T$_1$、T$_2$、增强及 DWI 图像，左下腹见长 T$_1$、稍长 T$_2$ 信号肿块影，增强呈不均匀明显强化，DWI 高 b 值呈高信号（图 4-16M～P）。二维及彩色多普勒超声，脐周偏右可见一实性低回声包块，随肠管移动，边界尚清，内回声不均匀，范围约 45 mm×38 mm（图 4-16Q、R）；彩色多普勒血流成像（color Doppler flow imaging，CDFI），肿块内可及稍丰富血流信号。大体病理，小肠肿物，大小约 4.0 cm×3.5 cm×3.0 cm，切面灰白分界尚清（图 4-16S）；组织学病理，低危险度小肠间质瘤（CKIT 基因第 11 外显子突变）（图 4-16T）。

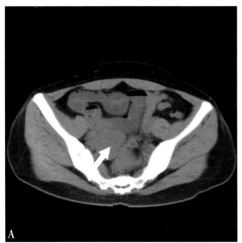
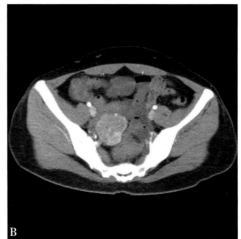

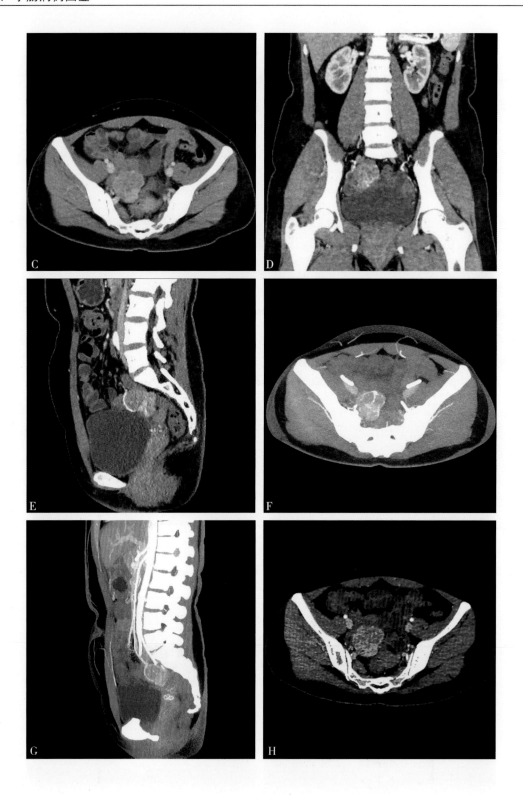

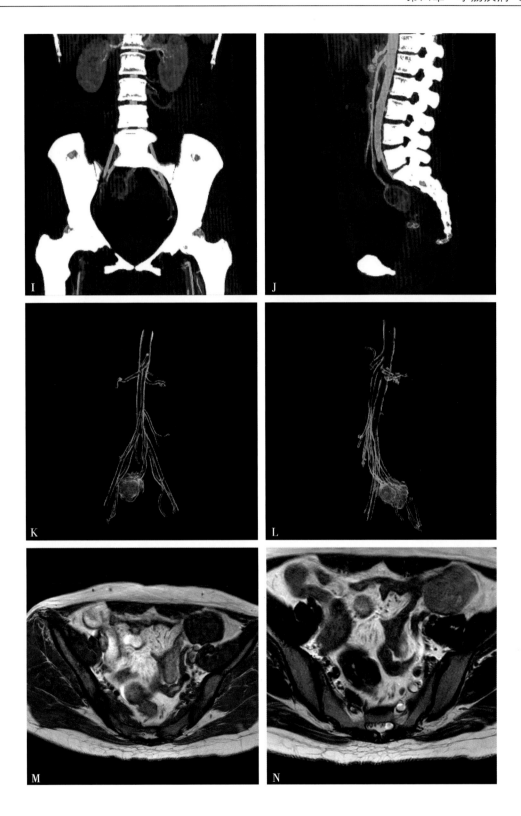

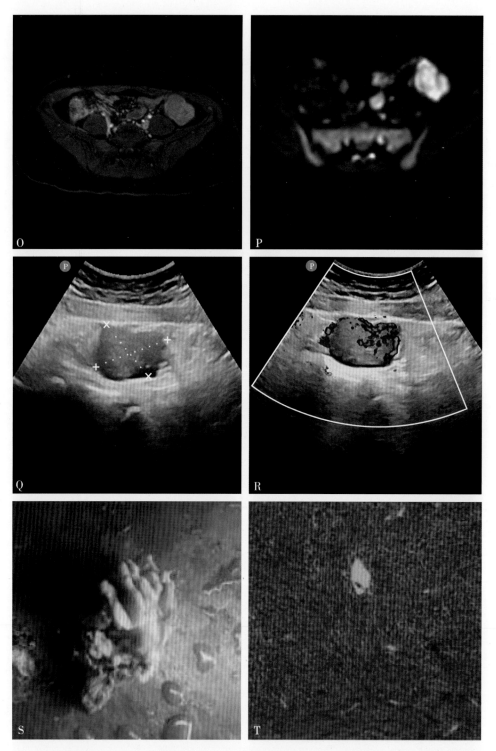

A. CT 横断位平扫；B. CT 横断位动脉期；C. CT 横断位静脉期；D. CT 冠状位动脉期；E. CT 矢状位动脉期；F、G. 最大密度投影（MIP）；H. 横断位伪彩图；I. 冠状位最大密度投影伪彩图；J. 矢状位最大密度投影伪彩图；K. 前后位容积再现；L. 侧位容积再现；M. MRI T_1WI；N. MRI T_2WI；O. MRI T_1WI 增强；P. DWI；Q. 二维多普勒超声；R. 彩色多普勒超声；S. 标本大体观；T. 病理

图 4-16　小肠间质瘤 CT、MRI、超声及病理表现

诊断思路

30岁女性,以"间断腹痛3d"为主诉入院,查体:腹部压痛,无反跳痛。实验室检查:提示患者有贫血。CT扫描显示空肠中段约盆腔入口处有软组织肿块,密度欠均匀,与邻近肠管密度相近,增强扫描呈不均匀明显强化,周围肠管受推压,近段肠管内见积液及液平,提示伴有肠梗阻,周围脏器未受侵犯。MIP及VR重建可见肿瘤动脉起自肠系膜上动脉。MRI扫描显示肿瘤呈长T_1、稍长T_2信号影,增强呈不均匀明显强化,弥散受限。B超显示肿块呈实性低回声,随肠管移动,边界尚清,内回声不均匀,肿块内可及稍丰富血流信号。结合患者的临床表现及典型影像特征,拟诊断为小肠间质瘤(低危险度)。

病例4 女,31岁,主诉:间断腹痛、腹泻2年余。查体:未见异常体征。实验室检查:①血常规示红细胞计数$3.43×10^{12}$/L(↓)、血红蛋白109.7 g/L(↓)、红细胞压积0.333 L/L(↓)、平均红细胞血红蛋白含量26.4 pg(↓);②血液生化示碱性磷酸酶128 U/L(↑);③肿瘤标志物示肿瘤异常糖链糖蛋白178.632 U/mL(↑)。CT横断位平扫,十二指肠远段及空肠近段多发软组织肿块影,密度不均,与邻近肠管密度接近一致,周围肠管未见受推压,周围脏器未受侵犯(图4-17A、B);CT横断位动脉期,肿块呈明显不均匀强化(图4-17C、D);CT横断位静脉期,强化程度进一步增加(图4-17E、F);CT冠状位、矢状位静脉期,多角度显示肿块位置及邻近关系(图4-17G、H);CT横断位、冠状位及矢状位伪彩图,以彩色图像显示肿块的大小、位置、形态、密度是否均匀及血供等情况,更为清晰直观,可视化效果增加(图4-17I~K);CT冠状位最大密度投影伪彩图,清晰显示肿块内部血供及供血动脉来源(图4-17L);前后位及侧位容积重建,立体直观地显示肿块供血情况,肿块血供来源于肠系膜上动脉分支(图4-17M、N)。超声内镜,距门齿60 cm十二指肠水平部黏膜下隆起,微探头超声检查示病变来源于固有肌层(图4-17O、P)。十二指肠及小肠病理,低危险度胃肠间质瘤(图4-17Q、R)。

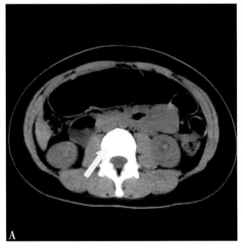
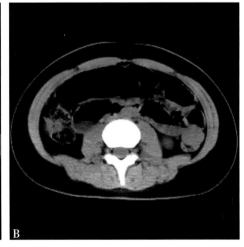

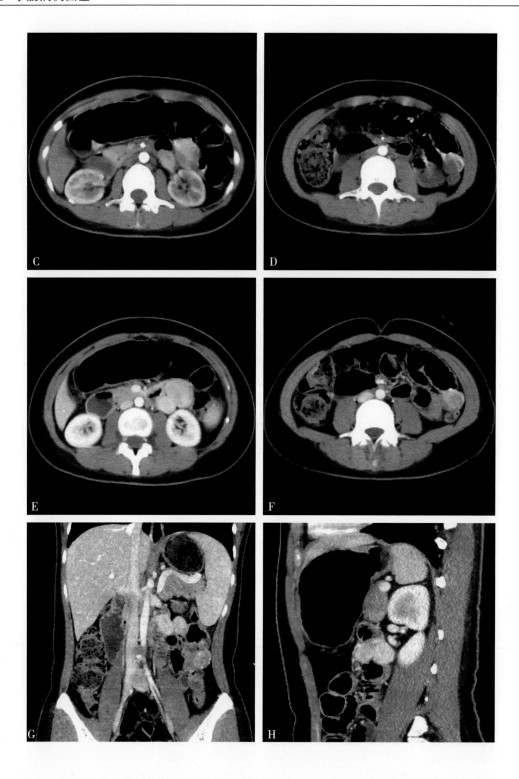

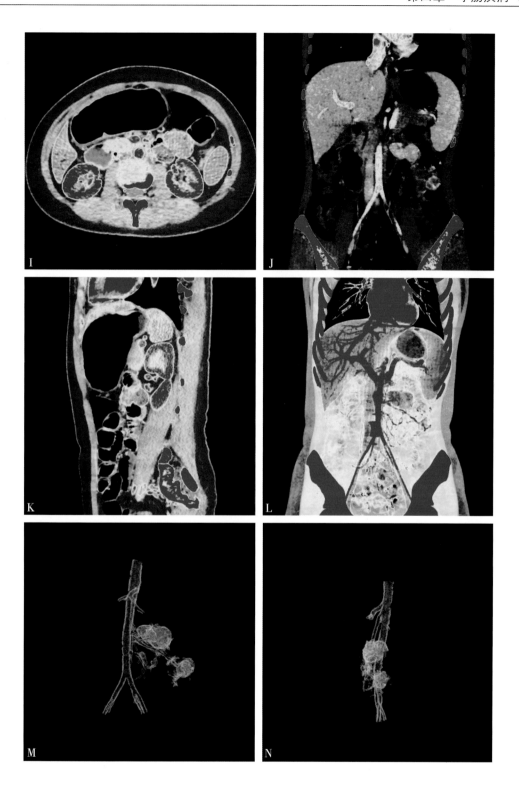

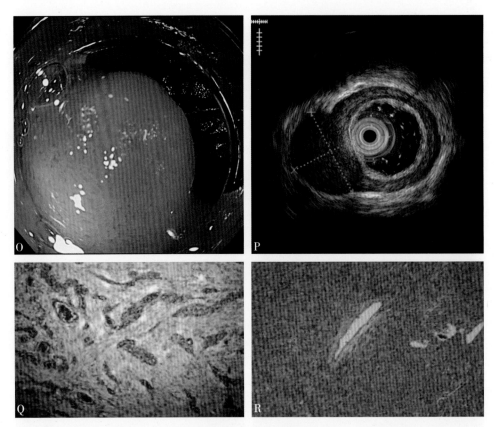

A、B. CT 横断位平扫；C、D. CT 横断位动脉期；E、F. CT 横断位静脉期；G. CT 冠状位静脉期；H. CT 矢状位静脉期；I. CT 横断位伪彩图；J. CT 冠状位伪彩图；K. CT 矢状位伪彩图；L. CT 冠状位最大密度投影伪彩图；M. 前后位容积重建；N. 侧位容积重建；O、P. 超声内镜；Q、R. 病理

图 4-17　十二指肠远段及空肠多发间质瘤 CT、超声内镜及病理表现

诊断思路

31 岁女性，以"间断腹痛、腹泻 2 年余"为主诉入院，查体：未见明显异常。实验室检查：提示患者贫血，肿瘤异常糖链糖蛋白增高。CT 扫描显示十二指肠远端及空肠近段多发软组织肿块影，密度不均，与邻近肠管密度接近一致，增强扫描呈不均匀明显强化，静脉期强化未见降低，周围肠管未见受推压，周围脏器未受侵犯。MIP 及 VR 重建显示肿物供血动脉来源于肠系膜上动脉的一个分支。超声内镜也在相应位置观察到肿物，位于黏膜下，来源于固有肌层。结合患者的临床表现及典型影像特征，拟诊断为小肠多发间质瘤。

临床要点

小肠间质瘤是来源于胃肠道原始间叶组织的非定向分化的肿瘤。间质瘤最好发部位是胃，在肠道的发生率依次为空肠、回肠、十二指肠、盲肠和结肠，偶见于网膜或腹膜后。小肠间质瘤更倾向于恶性，肿瘤直径大于 4 cm 即提示为恶性可能大，容易转移和局部复发。转移主要发生在肝脏、腹膜和系膜。

小肠间质瘤好发于中老年人,男性略多于女性。临床表现与肿瘤大小、部位有关,壁内型几乎无症状,偶发症状主要有腹痛、腹胀、呕血、黑便、腹部包块等。

【影像学表现】

1.X 线造影表现 随肿瘤生长方式、大小和部位而异。低危险度小肠间质瘤,腔内型表现为偏心性的圆形、椭圆形或分叶状充盈缺损,与肠壁呈锐角分界,境界清楚,表面光滑,部分病例黏膜面有较表浅的圆形溃疡,局部管腔变窄,但梗阻不明显。引起肠套叠时,可见近端肠管扩张。高危险度小肠间质瘤通常较大,向腔外生长较明显,周围肠管受压移位显示无肠管的空白区,管壁形态不整,黏膜可有增粗、粗乱或破坏消失。肿瘤表面容易形成较大的不规则溃疡,或有瘘管,或肿瘤中心有钡剂充盈的空腔。

2.CT 表现 最常见为实性软组织肿块,多为圆形、类圆形、分叶状或不规则形,肿瘤多为向腔内、外腔或同时向腔内外突出的圆形或类圆形软组织密度肿块,少数呈不规则形或分叶状。增强扫描多呈中等或明显强化。有坏死、囊变者常表现肿瘤周边实体部分明显强化。向腔外突出的肿块部分可见强化明显、完整的黏膜面。肿瘤体积较大时周围浸润也较轻,一般无淋巴结转移。

【鉴别诊断】

1.小肠腺瘤 小肠腺瘤肿瘤通常较小,平均直径小于 2 cm,表面光滑,境界清楚。常单发,无蒂。多发时,通常累及一个肠段,肿瘤大小不等,可有蒂。较大腺瘤直径常超过 3 cm,广基,分叶状,偶尔表现为形态不规则。病变周围肠壁柔软,黏膜正常。

2.小肠血管瘤 该肿瘤的术前诊断主要依赖血管造影。钡剂造影表现为边缘光滑或分叶息肉样病变,表面可有溃疡,也可表现为较大范围的肠管弥漫性、膨胀性外观。CT 增强扫描强化方式与肝脏血管瘤类似,静脉石表现为肠壁内点状钙化,是提示血管瘤的较特异的征象,还可见肠周血管扩张迂曲。

3.小肠腺癌 好发于空肠近端与回肠远段,呈结节样隆起或息肉状突入肠腔,亦可在肠壁内浸润生长形成环形狭窄。局部见肠壁增厚或肿块形成,伴或不伴肠套叠,增强扫描呈中等程度以上强化。同时显示肠腔外浸润和淋巴结转移征象。

4.小肠神经内分泌肿瘤 与小肠间质瘤鉴别困难,影像表现为肠壁增厚或腔内生长,明显强化,并伴有多个周围淋巴结转移。

第五节 小肠良性肿瘤

一、小肠腺瘤

病例 1 女,41 岁,主诉:左腹部疼痛 5 d。实验室检查:红细胞 3.41×10^{12}/L(↓),血红蛋白 75 g/L(↓)。CT 横断位平扫,左中腹空肠近段肠管见类圆形软组织密度肿块影,密度均匀,边界欠清(图 4-18A);CT 横断位动脉期,肿瘤呈轻中度较均匀强化,瘤体位于肠管内,与邻近肠壁关系较清晰,相应肠周脂肪间隙较清晰,下方局部肠管见"同心圆"结构(图4-18B、C);CT冠状位静脉期,清晰显示肿瘤位于肠腔内,轻中度较均匀强化,下方肠管见"同心圆"结构(图4-18D)。

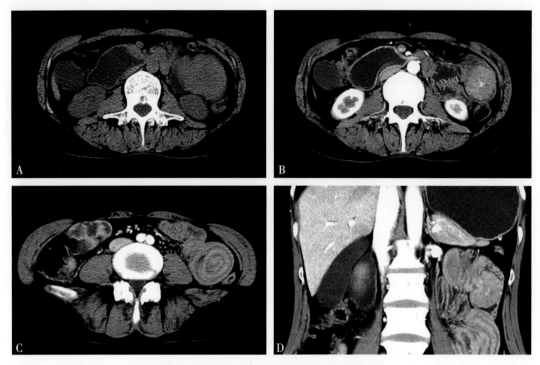

A. CT横断位平扫;B、C. CT横断位动脉期;D. CT冠状位静脉期

图4-18 小肠腺瘤CT表现

诊断思路

41岁女性,以"左腹部疼痛5 d"为主诉入院,并有贫血表现。CT显示左中腹空肠近段肠管类圆形软组织密度肿块影,密度均匀,边界欠清,肿瘤呈轻中度较均匀强化,瘤体位于肠管内,与邻近肠壁关系较清晰,相应肠周脂肪间隙较清晰,下方局部肠管见"同心圆"结构。结合患者的临床表现及典型影像特征,拟诊断为小肠腺瘤合并肠套叠。

病例2 男,46岁,主诉:肠梗阻术后7年余,腹痛2月余。查体:腹部可见手术瘢痕,褐色,创面恢复良好。腹部柔软,无包块。实验室检查:糖类抗原CA72-4 11.965 U/mL(↑),铁蛋白22.129 ng/mL(↓),淋巴细胞绝对值下降,CD4$^+$、CD8$^+$、NK细胞绝对值均下降。CT横断位平扫,第4组及第3组小肠管腔内见团块状软组织密度影,密度均匀(图4-19A、B);CT横断位动脉期,两处病变呈较均匀明显强化,边界清(图4-19C、D)。第3组小肠CT横断位平扫及动脉期图像,可见部分强化,病灶与周围炎性水肿所致厚壁区别明显(图4-19E、F);CT横断位静脉期,第4组小肠静脉期持续强化,边界显示更清晰(图4-19G);第4组小肠CT矢状位静脉期及第3、4组小肠CT冠状位静脉期显示病灶位于肠管内,相应肠周脂肪间隙较清晰(图4-19H、I)。消化道X线造影模糊,可见远段空肠结节状充盈缺损,边缘光整,相应肠腔变窄(图4-19J)。CT横断位及冠状位伪彩图,清晰显示病变(图4-19K、L)。病理示管状绒毛腺瘤(图4-19M、N)。

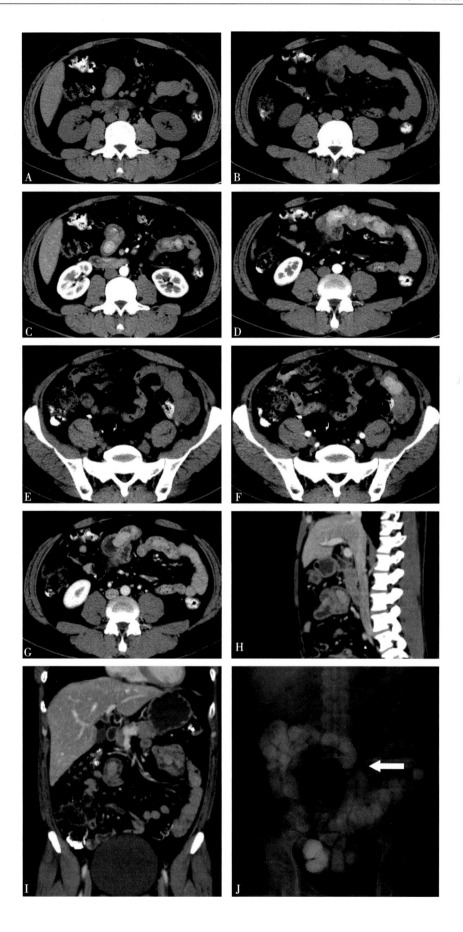

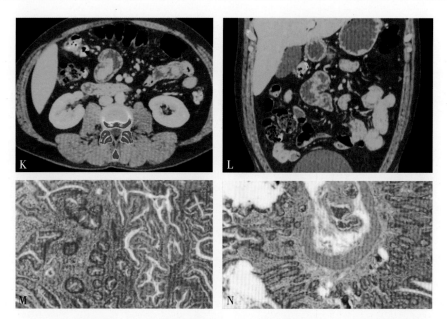

A、B.CT 横断位平扫；C、D.CT 横断位动脉期；E.CT 横断位平扫；F.CT 横断位动脉期；
G.CT 横断位静脉期；H.CT 矢状位静脉期；I.CT 冠状位静脉期；J.X 线造影；K.CT 横断位伪
彩图；L.CT 冠状位伪彩图；M、N.病理

图 4-19　多发小肠腺瘤 CT、X 线造影及病理表现

诊断思路

46 岁男性，以"肠梗阻术后 7 年余，腹痛 2 月余"为主诉入院，查体：腹部柔软、无包块。CT 扫描显示：空肠及回肠管腔内多发软组织密度影，界清，部分似见蒂，明显较均匀强化。病变节段肠周脂肪间隙较清晰。病理诊断为管状绒毛腺瘤。

临床要点

小肠腺瘤是发生于小肠黏膜上皮或肠腺体上皮的良性肿瘤，好发于十二指肠和回肠，体积小、带蒂，呈息肉样生长，故又称肠息肉。根据组织学结构将小肠腺瘤分为三种类型：管状腺瘤、绒毛状腺瘤及混合型腺瘤。目前病因尚不清楚，据报道，家族性遗传为其中因素之一，如家族性黏膜色素沉着胃肠息肉病是一种显性遗传疾病。

较长时间内常无临床症状，随着病程的进展，约有 50% 的患者有较明显症状，最常见的表现为腹痛、肠套叠、消化道出血及其他消化道症状。

【影像学表现】

1.X 线造影表现　管腔内较规则充盈缺损影，境界清楚。

2.CT 表现　肠腔内类圆形软组织密度肿块影，边界清楚，密度均匀，与邻近肠壁关系清晰，呈轻中度均匀强化。

【鉴别诊断】

1.小肠间质瘤　CT 多表现为实性软组织肿块，少数呈不规则形或分叶状，增强扫描多呈中等或

明显强化,部分有坏死、囊变。肿瘤体积较大时周围浸润也较轻,一般无淋巴结转移。

2.家族性结肠息肉病　常染色体显性遗传疾病,表现为结肠及大肠多发腺瘤,多数有蒂,100至数千个不等,密集排列,黄豆大小至直径数厘米,常伴有胃息肉及十二指肠息肉,有高度恶变倾向,表现为腹泻、腹痛、便血、体重下降及贫血。

3.加德纳综合征　又称遗传性肠息肉综合征,伴有骨、皮肤、甲状腺、眼等软组织肿瘤的肠息肉病,常染色体显性遗传病,息肉大多少于100个,有恶变倾向。

二、小肠平滑肌瘤

病例1　女,55岁,主诉:间断右侧腹痛2月余,活动及进食后疼痛加重。实验室检查:白细胞计数$13.5×10^9$/L(↑)。CT横断位平扫,右中上腹回肠近段肠区见类圆形软组织密度肿块影,边界欠清晰,密度较均匀(图4-20A);CT横断位动脉期和静脉期,肿块呈轻中度欠均匀强化,瘤体大部位于肠腔内,与邻近肠壁关系欠清,肠周间隙见条絮状渗出影,邻近肠管结构紊乱,肠肠关系不清(图4-20B、E);CT冠状位静脉期,清晰显示肿块位置和大小,邻近肠管继发性改变(图4-20C、D)。病理示平滑肌瘤伴炎性增生性息肉(图4-20F)。

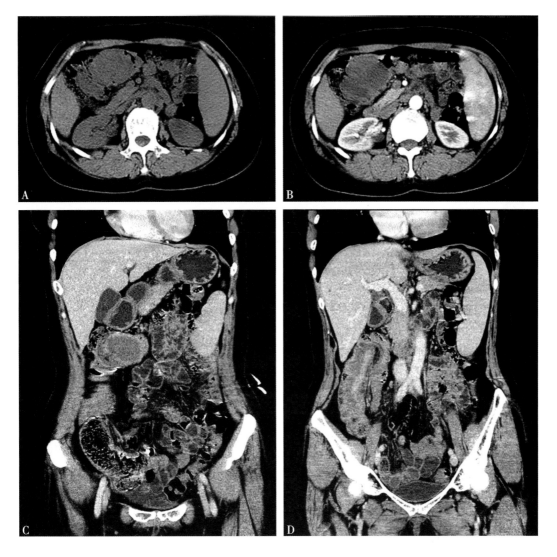

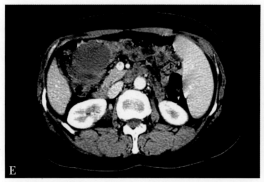
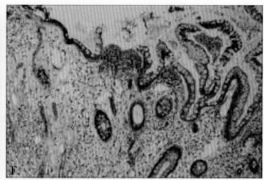

A. CT 横断位平扫;B. CT 横断位动脉期;C、D. CT 冠状位静脉期;E. CT 横断位静脉期;F. 病理

图4-20　小肠平滑肌瘤 CT、病理表现

诊断思路

55 岁女性,以"间断右侧腹痛 2 月余,活动及进食后疼痛加重"为主诉入院。实验室检查:显示白细胞计数升高。CT 图像显示右中上腹回肠近段肠区类圆形软组织密度肿块影,边界欠清晰,密度较均匀;肿块呈轻中度欠均匀强化,瘤体大部分位于肠腔内,与邻近肠壁关系欠清,肠周间隙见条絮状渗出影,邻近肠管结构紊乱。结合患者的临床表现及典型影像特征,拟诊断为小肠平滑肌瘤,肠周渗出继发肠粘连。

病例 2　男,57 岁,主诉:间断腹部胀痛 3 d,伴恶心、干呕、黑便。实验室检查:白细胞计数 9.7×10^9/L(↑),红细胞计数 2.33×10^{12}/L(↓),血红蛋白 75.3 g/L(↓),中性粒细胞绝对值 8.45×10^9/L(↑)。CT 横断位平扫,左下腹小肠区见类圆形软组织肿块影,边界清晰,密度均匀(图 4-21A);CT 横断位动脉期和静脉期,肿块呈轻度均匀强化,邻近肠管结构紊乱,肠壁增厚,肠系膜结构增粗,肠周间隙见条片状渗出影(图 4-21B、C);CT 矢状位静脉期,清晰显示肿块大小、位置及肿块与肠管周围的关系(图 4-21D);受累肠管形态僵硬,见不典型套叠征象,相应肠系膜结构增粗,呈"梳齿状"(图 4-21E、F)。手术标本,肿物直径约 3.5 cm,切面灰黄、质中韧,表面未见明显破溃(图 4-21G)。病理示平滑肌瘤伴水肿变性(图 4-21H)。

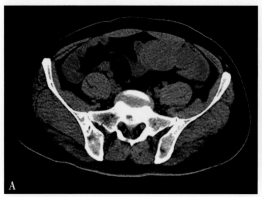
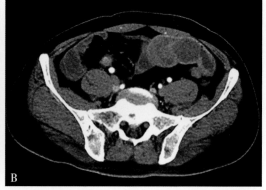

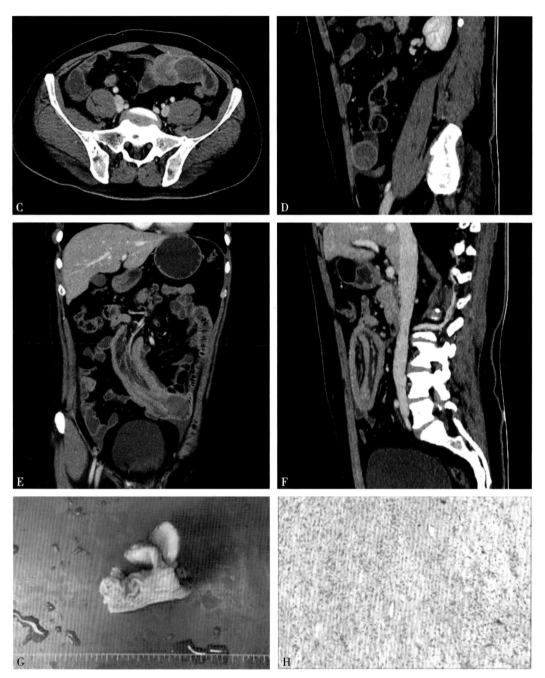

A.CT 横断位平扫;B.CT 横断位动脉期;C.CT 横断位静脉期;D.CT 矢状位静脉期;E.CT 冠状位静脉期;F.CT 矢状位静脉期;G.标本大体观;H.病理

图 4-21　小肠平滑肌瘤 CT、手术标本及病理表现

诊断思路

　　57 岁男性,以"间断腹部胀痛 3 d,伴恶心、干呕、黑便"入院,实验室检查:显示白细胞计数升高,红细胞计数及血红蛋白降低,中性粒细胞绝对值升高。CT 显示左下腹小肠区类圆形软组织肿块影,边界清晰,密度均匀,增强呈轻度均匀强化,邻近肠管结构紊乱,肠壁增厚,肠系膜结构增粗,肠周间隙见条片状渗出影,受累肠管形态僵硬,可见不典型套叠征象,相应肠系膜结构增粗,呈"梳齿状"。结合患者的临床表现及典型影像特征,拟诊断为小肠平滑肌瘤合并肠套叠。

临床要点

小肠平滑肌瘤为间叶组织性肿瘤,是常见的小肠良性肿瘤。本病好发于空肠,其次是回肠和十二指肠,多为单发,常发生于肠壁的肌层或黏膜肌层,个别来源于血管肌层。发病年龄多为50～60岁。

早期瘤体小而无溃疡者常无症状,肿瘤生长到一定体积或出血时方有症状。可有腹痛、腹胀、腹部包块和消化道出血,也可有贫血、消瘦、乏力、食欲减退、发热等症状。部分患者因肿瘤刺激小肠分泌过多而有腹泻、发热或恶病质;有的患者因肿瘤破裂而有腹膜刺激征。

【影像学表现】

CT表现:小肠肠壁向肠腔内或肠壁外突出的圆形或类圆形软组织肿块,大多数为单发,直径一般小于5 cm,边界清晰,密度较均匀,增强扫描肿块呈轻中度较均匀强化,坏死、囊变少见。

【鉴别诊断】

1.小肠腺瘤　小肠腺瘤肿瘤通常较小,平均直径小于2 cm,表面光滑,境界清楚。常单发,无蒂。多发时,通常累及一个肠段,肿瘤大小不等,可有蒂。较大腺瘤直径常超过3 cm,广基,分叶状,偶尔表现为形态不规则。病变周围肠壁柔软,黏膜正常。

2.小肠间质瘤　随肿瘤生长方式、大小和部位表现不同。CT多表现为实性软组织肿块,少数呈不规则形或分叶状,增强扫描多呈中等或明显强化,部分有坏死、囊变。肿瘤体积较大时周围浸润也较轻,一般无淋巴结转移。

3.小肠腺癌　好发于空肠近端与回肠远段,呈结节样隆起或息肉状突入肠腔,亦可在肠壁内浸润生长形成环形狭窄。局部见肠壁增厚或肿块形成,伴或不伴肠套叠,增强扫描呈中等程度以上强化,同时显示肠腔外浸润和淋巴结转移征象。

4.小肠神经内分泌肿瘤　影像表现为肠壁增厚或腔内生长,强化明显,并伴有多个周围淋巴结转移。

三、小肠脂肪瘤

病例1　男,63岁,主诉:间断上腹部不适1年余。CT横断位平扫,右中腹小肠区肠管内见类圆形脂肪密度影,边界清晰,密度均匀,CT值约-85 Hu(图4-22A);CT横断位动脉期和静脉期,肿块未见强化,内部见少许纤维索条影(图4-22B、C);CT矢状位静脉期,显示肠管内脂肪密度灶(图4-22D)。

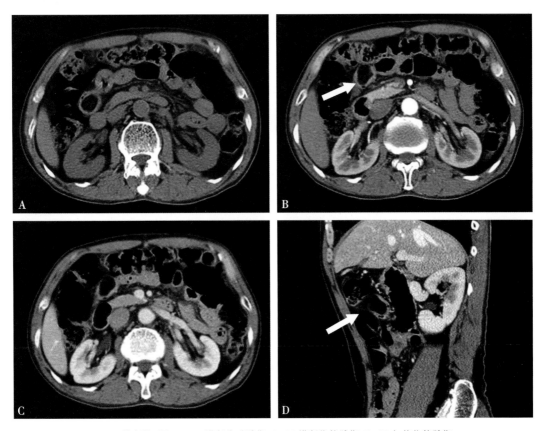

A. CT 横断位平扫；B. CT 横断位动脉期；C. CT 横断位静脉期；D. CT 矢状位静脉期

图 4-22　小肠脂肪瘤 CT 表现

诊断思路

63 岁男性，以"间断上腹部不适 1 年余"为主诉入院。CT 显示右中腹小肠区肠管内类圆形脂肪密度影，边界清晰，密度均匀，CT 值约 -85 Hu，边界清晰，肿块未见强化。另外，胃贲门部胃壁不均匀增厚并中度强化。结合患者的临床表现及典型影像特征，拟诊断为贲门癌合并小肠脂肪瘤。

病例 2　女，5 岁，代主诉：发现右腹部肿物 1 年。查体：右侧腹部触及包块并可活动。CT 横断位平扫，右中下腹腹腔内见巨大脂肪密度肿块影，CT 值 -120～-80 Hu，边界锐利，密度均匀，内部见纤维条索影（图 4-23A）；CT 横断位动脉期和静脉期，病灶无强化（图 4-23B、C）；CT 冠状位静脉期，清晰显示病灶形态、大小及位置，占位效应存在，周围组织结构受压变形（图 4-23D）。手术标本，灰黄、灰红肿物，大小约 11 cm×9 cm×6 cm，切面质软（图 4-23E）。病理示小肠系膜脂肪瘤（图 4-23F）。

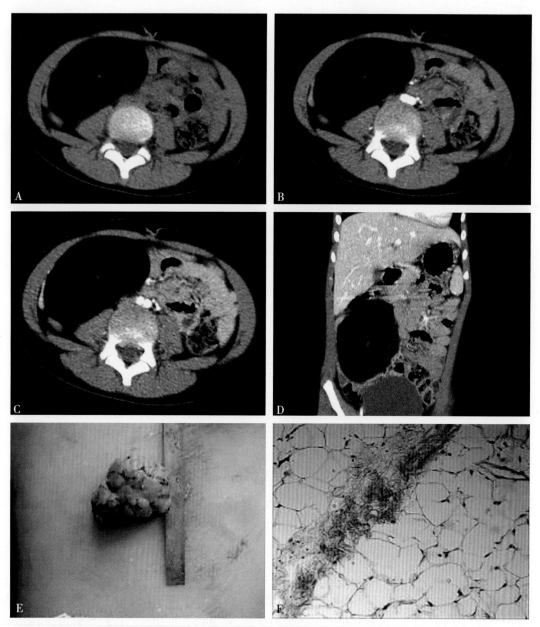

A. CT 横断位平扫；B. CT 横断位动脉期；C. CT 横断位静脉期；D. CT 冠状位静脉期；E. 手术标本；F. 病理

图 4-23 小肠脂肪瘤 CT、手术标本及病理表现

诊断思路

　　患儿，女性，以"发现右腹部肿物 1 年"为代主诉入院。CT 显示右中下腹腹腔内巨大脂肪密度肿块影，CT 值 -120～-80 Hu，边界锐利，密度均匀，内部见纤维条索影；病灶无强化，占位效应存在，周围组织结构受压变形。结合患者的临床表现及典型影像特征，拟诊断为小肠或肠系膜脂肪瘤。

小肠脂肪瘤是源自小肠黏膜下或浆膜下脂肪组织的良性肿瘤,肿瘤呈息肉样、结节状影,密度均匀,边界清晰。小肠脂肪瘤病因不明。临床上一般无明显症状,只是在做腹部手术或尸检时才发现。肿瘤较大时,常产生腹痛、肠梗阻及腹部包块等症状。

【影像学表现】

1.X线造影表现 应用小肠造影可见肠内较规则充盈缺损影,但因肿瘤比较柔软易被压迫或肠蠕动可引起肿瘤轮廓变化,不易观察。

2.CT表现 CT显示为低密度肿块,边界锐利,密度较均匀,CT值与脂肪密度一致,增强扫描无强化。合并肠套叠时,表现为腊肠样包块或多层状结构的靶环状。

【鉴别诊断】

1.小肠腺瘤 小肠腺瘤肿瘤通常较小,平均直径小于2 cm,表面光滑,境界清楚。常单发,无蒂。多发时,通常累及一个肠段,肿瘤大小不等,可有蒂。较大腺瘤直径常超过3 cm,广基,分叶状,偶尔表现为形态不规则。

2.小肠间质瘤 随肿瘤生长方式、大小和部位表现不同。CT多表现为实性软组织肿块,少数呈不规则形或分叶状,增强扫描多呈中等或明显强化,部分有坏死、囊变。肿瘤体积较大时周围浸润也较轻,一般无淋巴结转移。

3.小肠神经内分泌肿瘤 影像表现为肠壁增厚或腔内生长,强化明显,并伴有多个周围淋巴结转移。

四、小肠血管瘤

病例1 男,30岁,主诉:间断上消化道出血2月余。实验室检查:血红蛋白70 g/L(↓)。CT横断位平扫,左中腹空肠近段管腔内见软组织结节影,边界清晰(图4-24A);CT横断位动脉期,病灶明显均匀强化(图4-24B);CT冠状位和矢状位静脉期,可见病灶位于空肠近段肠管内,与邻近肠管关系清晰(图4-24C、D);CTA最大密度投影处理,进一步显示病灶形态,并清晰显示肿瘤血管来自于肠系膜血管(图4-24E、F)。

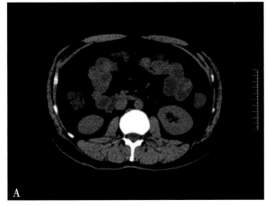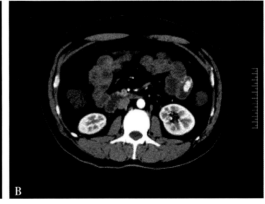

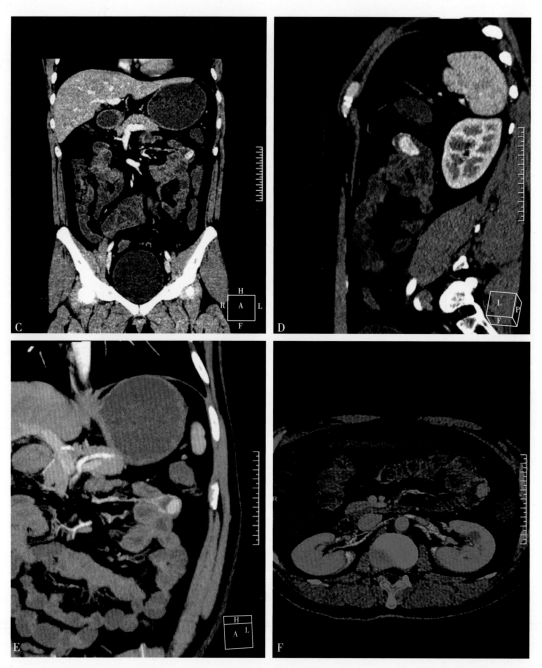

A. CT 横断位平扫；B. CT 横断位动脉期；C. CT 冠状位静脉期；D. CT 矢状位静脉期；E、F. 最大密度投影（MIP）

图 4-24　小肠血管瘤 CT 表现

诊断思路

　　30 岁男性，以"间断上消化道出血 2 月余"为主诉入院，实验室检查：中度贫血。CT 显示空肠近段管腔内软组织结节影，边界清晰，病灶明显均匀强化；冠状位和矢状位静脉期，可见病灶位于空肠近段肠管内，与邻近肠管关系清晰；CTA 后处理进一步显示病灶形态，并清晰显示肿瘤血管。结合患者的临床表现及典型影像特征，拟诊断为小肠血管瘤。

病例 2 男,28 岁,主诉:间断黑便 1 月余。实验室检查:红细胞 3.5×10^{12}/L(↓),血红蛋白 75 g/L(↓)。CT 横断位平扫,各组小肠充盈良好,左中腹空肠内见管壁局限性结节样增厚,边界清晰(图 4-25A);CT 横断位动脉期,病灶强化程度高,明显均匀强化(图 4-25B);CT 冠状位静脉期,清晰显示病灶部位,病灶呈类圆形肿块(图 4-25C);曲面重建,进一步显示病灶形态(图 4-25D);CTA 最大密度投影,进一步显示病灶与肠系膜血管的关系(图 4-25E);CTA 容积再现,显示肿瘤由肠系膜血管分支供血(图 4-25F)。

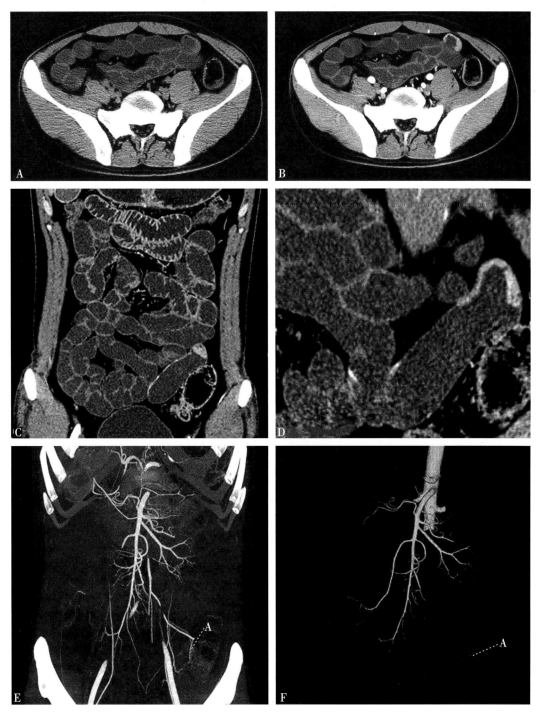

A.CT 横断位平扫;B.CT 横断位动脉期;C.CT 冠状位静脉期;D.曲面重建;E.最大密度投影(MIP);F.容积再现(VRT)

图 4-25 小肠血管瘤 CT 及 CTA 表现

诊断思路

28岁男性,以"间断黑便1月余"入院,实验室检查:中度贫血。左中腹空肠内见软组织结节影,边界清晰,病灶明显均匀强化,CTA显示肿瘤由肠系膜血管分支供血。结合患者的临床表现及典型影像特征,拟诊断为小肠血管瘤。

===▶ 临床要点 ◀===

小肠血管瘤在临床少见,其中90%发生于空回肠,而以空肠最多,约为48.2%,其次为回肠41.6%,十二指肠血管瘤仅为8%~10%。小肠血管瘤的病因并不明确。

小肠血管瘤多无临床特殊症状,只在做腹部手术或尸检时发现。约1/3患者可表现为并发症的症状。症状常有消化道出血、食欲缺乏、乏力、消瘦等。

【影像学表现】

1. X线造影表现 钡剂造影表现为肠管内不规则充盈缺损影,病变大小、形态可变,不易观察。

2. CT表现 肠壁单发或多发软组织影,或表现为肠壁局限性增厚。肿块边界清晰,突向腔内或浆膜下,增强扫描强化方式与肝脏血管瘤类似,动脉期呈结节状强化,静脉期呈斑片状强化,延迟期病变部分充填。静脉石表现为肠壁内点状钙化,是提示小肠血管瘤较特异的征象,还可见肠周血管扩张迂曲。

【鉴别诊断】

1. 小肠腺瘤 小肠腺瘤肿瘤通常较小,平均直径小于2 cm,表面光滑,境界清楚。常单发,无蒂。多发时,通常累及一个肠段,肿瘤大小不等,可有蒂。较大腺瘤直径常超过3 cm,广基,分叶状,偶尔表现为形态不规则。

2. 小肠间质瘤 随肿瘤生长方式、大小和部位表现不同。CT多表现为实性软组织肿块,少数呈不规则形或分叶状,增强扫描多呈中等或明显强化,部分有坏死、囊变。肿瘤体积较大时周围浸润也较轻,一般无淋巴结转移。

第六节 小肠恶性肿瘤

一、小肠腺癌

病例1 女,65岁,主诉:间断腹痛、呕吐1周。查体:左中腹可触及包块。实验室检查:①生化检查示血钠134 mmol/L(↓)、血钙1.98 mmol/L(↓)、总蛋白50.4 g/L(↓)、白蛋白28.2 g/L(↓);②血常规示红细胞计数$3.78×10^{12}$/L(↓)、血红蛋白100 g/L(↓)、红细胞压积0.301 L/L(↓)、平均红细胞体积79.7 fL(↓)、平均红细胞血红蛋白含量26.6 pg(↓)、淋巴细胞百分数18.6%(↓)、淋巴细胞绝对值 1. 04×10⁹/L;③血凝试验示 D-二聚体 1. 68 mg/L(FEU)(↑)、纤维蛋白降解产物 6. 58 μg/mL(↑);④C 反应蛋白58. 03 mg/L(↑);⑤肿瘤标志物示糖类抗原 CA 724 27. 2 U/mL (↑)、非小细胞肺癌抗原 CYFRA 21-1 3. 93 ng/mL(↑)。CT 横断位平扫,第 2 组小肠突向腔内的软组织肿块影(图 4-26A);CT 横断位静脉期,软组织肿块呈明显不均匀强化表现(图 4-26B);CT 冠状位静脉期及 CT 矢状位动脉期,直观显示病变范围(图 4-26C、D);术后 CT 横断位平扫,吻合口管壁增厚(图 4-26E);术后 CT 横断位增强,吻合口未见异常强化(图 4-26F);术后 CT 冠状位及矢状位动脉期,吻合口周围散在小淋巴结(图 4-26G、H)。术后 PET-CT,吻合口代谢活跃,提示炎性改变(图 4-26I)。病理提示中分化腺癌,浸润浆膜下层,未见脉管癌栓及神经侵犯(图 4-26J)。

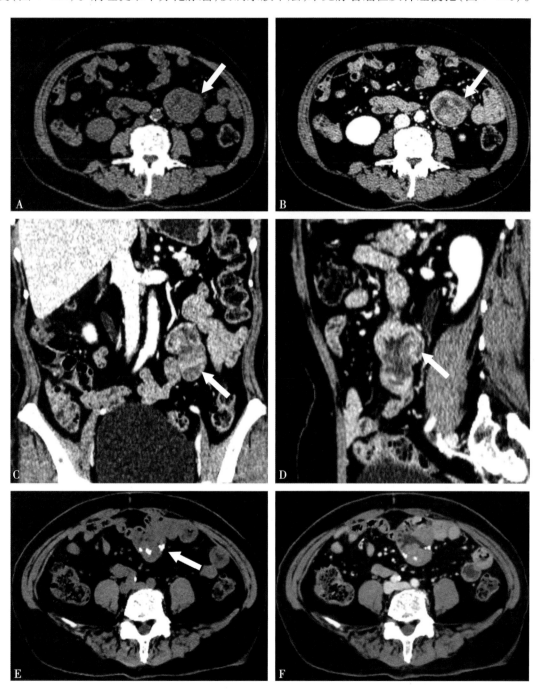

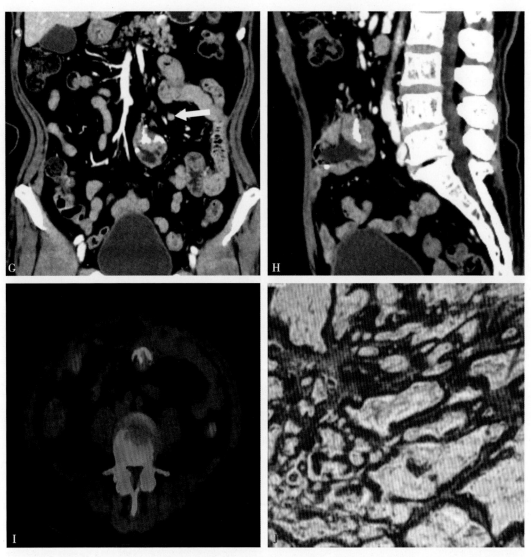

A.CT 横断位平扫（术前）；B.CT 横断位静脉期（术前）；C.CT 冠状位静脉期（术前）；D.CT 矢状位动脉期（术前）；E.CT 横断位平扫（术后）；F.CT 横断位静脉期（术后）；G.CT 冠状位动脉期（术后）；H.CT 矢状位动脉期（术后）；I.PET-CT（术后）；J.病理

图 4-26　小肠腺癌 CT、PET-CT 及病理表现

诊断思路

　　65 岁女性，间断腹痛、呕吐 1 周，查体：左中腹可触及包块，自诉 2 个月来体重减轻 4 kg。入院检查结果提示水、电解质紊乱，伴有轻度贫血，白蛋白下降，部分肿瘤标志物升高，结合病史及实验室检查怀疑消化道恶性肿瘤。CT 发现第 2 组小肠突向腔内的软组织密度结节影，增强扫描呈明显不均匀强化，根据病变形态及强化方式，拟诊为小肠腺癌。患者行"腹腔镜下小肠部分切除术+肠粘连松解术"，病理诊断为小肠腺癌。术后 2 个月行腹部 CT，显示吻合口管壁增厚，未见异常强化，周围散在小淋巴结，PET-CT 示吻合口代谢活跃，呈炎性改变，考虑为吻合口炎症。

　　病例 2　男，59 岁，主诉：腹痛、腹胀半年，恶心、呕吐 3 d。实验室检查：①生化检查示总蛋白

58.1 g/L(↓)、白蛋白30.9 g/L(↓);②血常规示红细胞计数3.97×10¹²/L(↓)、血红蛋白110 g/L、红细胞压积0.339 L/L(↓)、淋巴细胞百分数19.5%(↓);③血凝试验示D-二聚体0.34 mg/L(↑);④血管内皮生长因子>800 pg/mL(↑);⑤肿瘤标志物示癌胚抗原CEA 36.325 ng/mL(↑)、糖类抗原CA50>180 U/mL(↑)、糖类抗原CA125 748.257 U/mL(↑)、糖类抗原CA19-9>1 000 U/mL(↑)、糖类抗原CA724>300 U/mL(↑)。上消化道X线造影,十二指肠降部、水平部及升部管腔扩张(大于3 cm)(图4-27A、B);CT横断位平扫,第2组小肠管壁局限性增厚、僵硬,并可见结节状隆起突向管腔内生长,管腔狭窄(图4-27C);CT横断位、冠状位、矢状位增强,增厚的肠壁及结节状隆起明显强化(图4-27D、F、G);冠状位增强,狭窄近端肠管扩张积液,远端肠管充盈不良(图4-27E);CT冠状位、横断位增强,大网膜呈"污秽样"改变(图4-27H、I);CT横断位增强,肝内不规则低密度环形强化影(图4-27J)。MRI T₁冠状位,病变呈稍高信号(图4-27K);MRI T₂冠状位,病变呈低信号(图4-27L);MRI冠状位动脉期,病变不均匀明显强化(图4-27M);MRI冠状位静脉期,强化程度稍降低(图4-27N);DWI显示病灶弥散受限,呈高信号,相应ADC图信号降低(图4-27O、P);MRI T₂横断位,肝脏多发斑片状高信号(图4-27Q);MRI横断位增强,肝内低信号环形强化(图4-27R);DWI显示肝内病灶弥散受限,呈高信号,相应ADC图信号降低(图4-27S、T)。胃镜,第2组小肠腔内可见结节样隆起,周边黏膜不规则、融合、上覆污秽苔,肠腔狭窄(图4-27U)。小肠活检病理示腺癌(图4-27V)。

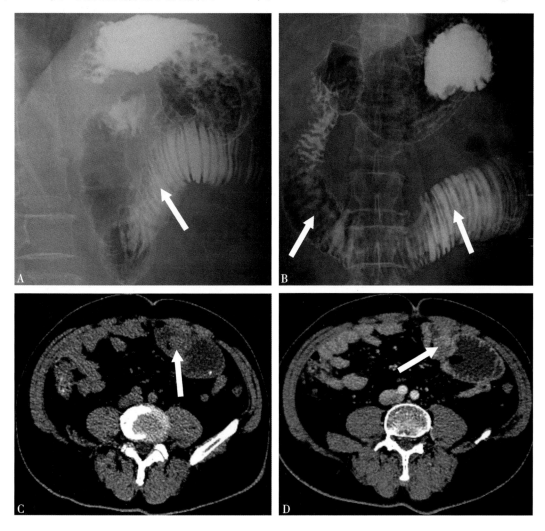

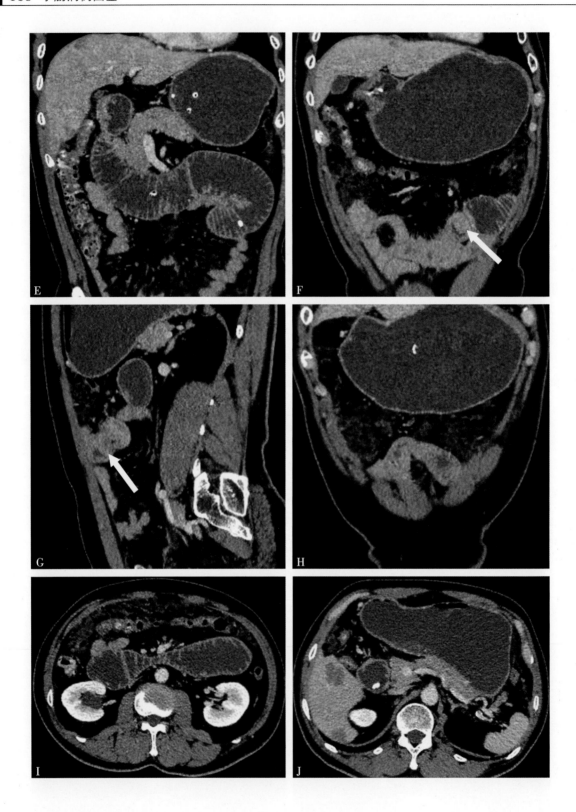

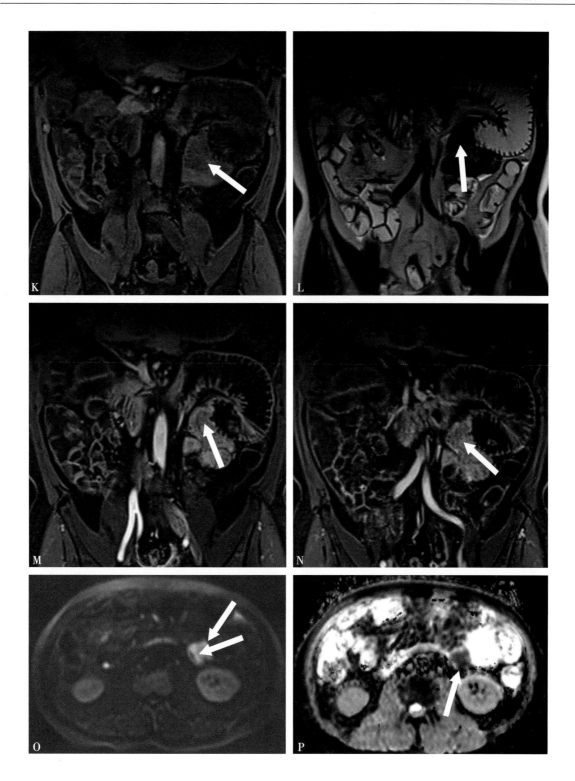

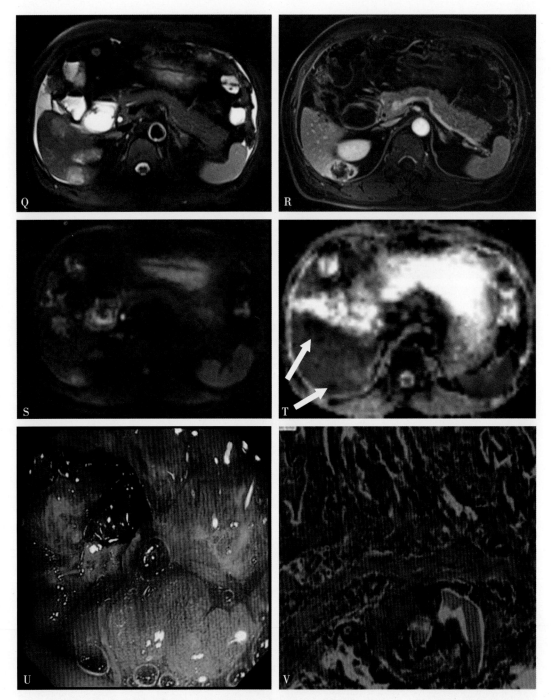

A、B. X线造影；C. CT横断位平扫；D. CT横断位静脉期；E、F. CT冠状位静脉期；G. CT矢状位静脉期；H. CT冠状位静脉期；I、J. CT横断位静脉期；K. MRI T$_1$WI冠状位；L. MRI T$_2$WI冠状位；M. MRI冠状位动脉期；N. MRI冠状位静脉期；O. DWI；P. ADC；Q. MRI T$_1$WI横断位；R. MRI横断位增强；S. DWI；T. ADC；U. 胃镜；V. 病理

图4-27　小肠腺癌X线造影、CT、MRI、胃镜及病理表现

诊断思路

59 岁男性,腹痛、腹胀半年,恶心、呕吐 3 d,自诉近 1 个月体重下降 5 kg。入院检查结果提示贫血,白蛋白下降,消化道肿瘤标志物明显升高,结合病史及实验室检查怀疑消化道恶性肿瘤。X 线造影显示十二指肠降部、水平部及升部扩张,提示远端局部肠管狭窄。CT 发现第 2 组小肠管壁局限性增厚、僵硬,结节状隆起突向管腔内生长,管腔明显狭窄,增强不均匀明显强化。MRI 见团片状稍短 T_1、短 T_2 信号影,弥散受限。大网膜呈"污秽样"改变,肝内见多发不规则结节样影,增强呈环状强化,弥散受限。拟诊断为小肠腺癌伴大网膜及肝脏转移。

病例 3　男,41 岁,主诉:腹痛、腹胀 1 周。实验室检查:①生化检查示总蛋白 54.7 g/L(↓)、白蛋白 29.4 g/L(↓);②血常规示红细胞计数 3.84×10^{12}/L(↓)、血红蛋白 104 g/L、红细胞压积 0.318 L/L(↓);③肿瘤标志物糖类抗原 CA242 78 U/mL(↑)、糖类抗原 CA 724 18.4 U/mL(↑)。CT 横断位平扫、动脉期,第 6 组小肠局部肠管略扩张,管壁似略增厚,形态略显僵硬,增强病灶显示不明显(图 4-28A、B 箭头所示);CT 横断位小肠造影平扫,肠管充分充盈,清楚显示第 6 组小肠局部肠管管壁局限性增厚(图 4-28C 箭头所示);CT 横断位小肠造影动脉期,病变明显强化(图 4-28D 箭头所示);CT 冠状位小肠造影增强,清晰显示梗阻肠管(图 4-28E 箭头所示);CT 冠状位小肠造影增强及多平面重建(MPR),进一步显示病变形态、位置(图 4-28F、G 箭头所示)。病理示小肠中分化腺癌,浸润全层至浆膜外脂肪(图 4-28H)。

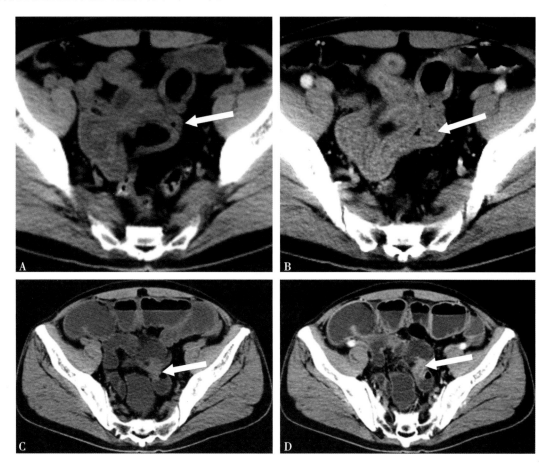

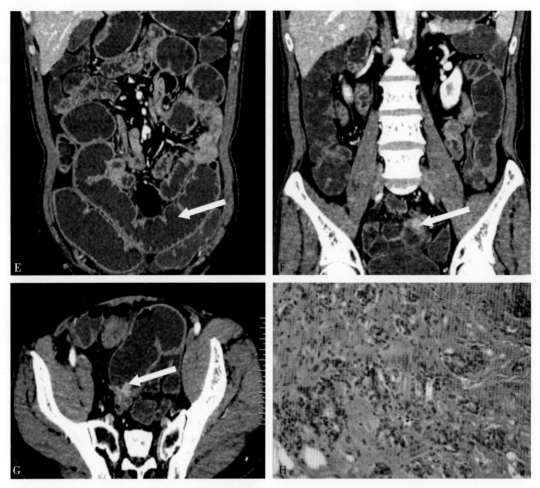

A. CT 横断位平扫；B. CT 横断位动脉期；C. CT 横断位小肠造影平扫；D. CT 横断位小肠造影动脉期；E、F. CT 冠状位小肠造影增强；G. 多平面重建(MPR)；H. 病理

图 4-28　小肠腺癌 CT 及病理表现

诊断思路

　　41 岁男性,腹痛、腹胀 1 周。入院检查示轻度贫血,白蛋白下降,肿瘤标志物稍升高,临床拟诊"不全肠梗阻查因,消化道肿瘤?"。常规 CT 平扫及增强显示第 6 组肠管局部肠管略扩张,管壁似增厚,形态略显僵硬,增强病灶显示不明显。多层螺旋 CT 小肠造影在肠管充分充盈的前提下,见第 6 组小肠局部肠管管壁局限性增厚并明显强化,此为梗阻原因,拟诊为小肠腺癌,合并不完全性肠梗阻。

临床要点

　　小肠腺癌是小肠恶性肿瘤中最常见的类型,约占小肠恶性肿瘤的 40%,好发于十二指肠,尤其是壶腹附近,其次是空肠和回肠。空肠腺癌多在十二指肠悬韧带附近,回肠腺癌则以末端回肠多见。目前小肠腺癌的病理分型意见尚不一致,主要分为肿块型和浸润狭窄型,以浸润狭窄型多见,肠梗阻症状出现较早。转移多见于局部淋巴结,肝、腹膜或腹腔其他脏器转移也较常见。

【影像学表现】

1. X线造影表现　①肿块型腺癌:肠腔内不规则的分叶状或菜花状充盈缺损,并且常可引起套叠;若有溃疡形成,则显示不规则腔内龛影。②浸润狭窄型腺癌:肠腔呈环形、向心性狭窄,狭窄段的近、远侧两端有病变突出于肠腔内,使病变段肠腔呈苹果核样形态,核心则为癌溃疡。③病变近侧的肠腔常有不同程度的扩张,有时在病变的一端或两端可出现"反压迹征",这是由于病变区肠管与其上下的正常肠管截然分界,钡剂不能通过病变区,此时蠕动频繁增强的正常肠管覆盖在肿块上而造成。④病变部位黏膜皱襞破坏消失,管壁僵硬,蠕动消失。

2. CT表现　表现为不规则软组织肿块,向腔内、外生长,增强后肿块呈中度及明显强化,局部肠壁不规则或环形增厚,肠腔狭窄,少数小肠腺癌仅单纯表现为局限性肠壁增厚。有时坏死的肿块内有气体或对比剂进入,则提示有溃疡形成,并常有肠系膜或腹膜淋巴结转移,其转移的淋巴结通常不如淋巴瘤波及的淋巴结大。

3. 超声表现　表现为肠壁增厚、局部有息肉样或菜花样肿物,内部回声呈中、低回声。病变区肠管变窄、上段肠管扩张、肠运动亢进。如伴发肠套叠则病变部位呈"同心圆征""靶环征""套筒征""假肾征""半岛征"和"蟹钳征"。

4. MRI表现　表现为肠壁明显增厚及突向肠腔内的软组织肿块影,肠腔环形狭窄,T_1WI上呈等信号,T_2WI上呈低信号,增强扫描后病灶呈均匀或不均匀强化。

X线钡餐造影,尤其是小肠气钡双重对比造影为检查小肠肿瘤的主要手段。CT、超声等检查对了解肿瘤的范围、大小、形态及其与肠壁的关系、有无转移及其程度有较高的诊断价值。常规小肠CT造影(computed tomography enterography,CTE)检查不仅能很好地显示肠腔及肠壁病变,同时在发现肠外病变及并发症方面也有独特优势,已经成为目前小肠疾病临床诊断、治疗评估与随诊的主要影像学检查方法。CTE检查结合多平面重组(multiplanar reformation,MPR)、最大密度投影(MIP)等丰富的后处理技术可清晰显示小肠肠腔、肠壁及肠壁外病变。

【鉴别诊断】

1. 小肠淋巴瘤　淋巴瘤好发于远端小肠,病变的肠壁能保持一定的扩张度和柔软度,很少引起肠腔狭窄和梗阻,特征性的表现为受累肠管腔呈动脉瘤样扩张,累及肠壁可明显增厚,病灶边界较光滑,肠周脂肪层常存在。

2. 小肠恶性间质瘤　小肠恶性间质瘤病灶密度不均匀,中央多见坏死囊变,且以向腔外生长为多,增强后肿瘤实质部分明显强化,病变常侵犯周围脏器及组织,但淋巴结转移罕见。

3. 克罗恩病　管腔狭窄呈偏心性、节段性,可有"卵石征"、纵行溃疡、假憩室、瘘管等征象。

4. 腺瘤及息肉等良性肿瘤及肿瘤样病变　呈向腔内生长的软组织肿块,体积较小,边界清楚,密度均匀,周围黏膜正常,无邻近肠壁增厚。

二、小肠淋巴瘤

病例1 男,48岁,主诉:腹痛1月余,加重1周。查体:腹部稍膨隆,右中腹隐约触及包块,活动度差。实验室检查:①生化检查示总蛋白56.5 g/L(↓)、白蛋白34.6 g/L(↓);②血常规示红细胞计数3.94×10¹²/L(↓)、血红蛋白113 g/L、红细胞压积0.354 L/L(↓)、淋巴细胞百分数14.2%(↓);③血凝试验示 D-二聚体 0.57 mg/L(FEU)(↑);④肿瘤异常糖链糖蛋白141.753 U/mL(↑)。X线全消化道造影,第5组小肠局限性管腔扩张,黏膜不光整(图4-29A)。CT横断位平扫,第5组小肠部分肠壁不规则环形增厚,内见片状及结节状低密度灶(图4-29B红箭头);CT横断位、冠状位及矢状位动脉期,小肠增厚肠壁不均匀轻中度强化,内见无强化低密度区(红箭头),系膜区脂肪密度增高,周围可见絮状渗出(黄箭头),冠状位和矢状位示管腔稍扩张(图4-29C~E);CT横断位静脉期,病变持续强化,内见无强化低密度区CT(图4-29F红箭头);容积重建VR像及最大密度投影MIP像,可清楚显示病变血供来源于肠系膜上动脉(图4-29G、H)。MRI T₁、T₂、增强、DWI及ADC图像,显示第5组小肠增厚肠壁等T₁、稍长T₂信号影,增强中度强化,DWI弥散受限呈稍高信号,ADC信号降低,病变内部另见稍长T₁、稍长T₂信号影(白箭头),增强未见强化(图4-29I~M)。病理示弥漫性大B细胞淋巴瘤(图4-29N)。

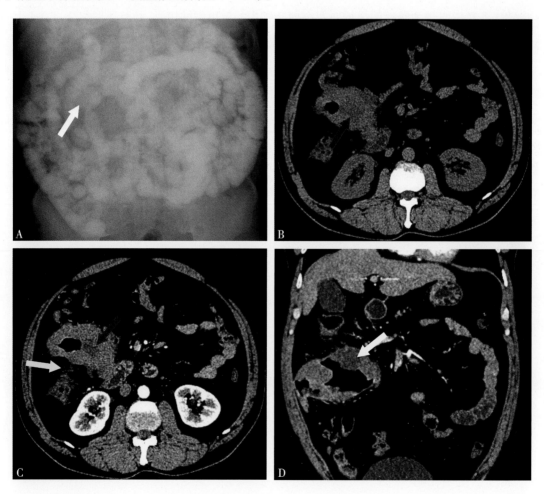

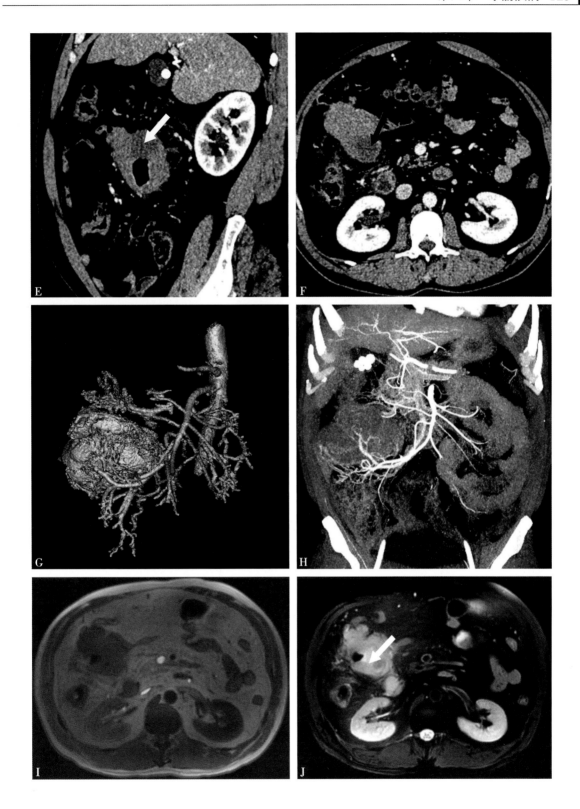

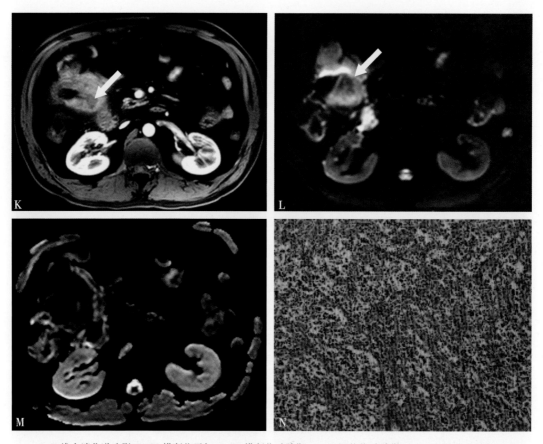

A. X 线全消化道造影;B. CT 横断位平扫;C. CT 横断位动脉期;D. CT 冠状位动脉期;E. CT 矢状位动脉期;F. CT 横断位静脉期;G. 容积重建(VR);H. 最大密度投影(MIP);I. MRI T_1WI;J. MRI T_2WI;K. MRI 增强;L. DWI;M. ADC; N. 病理

图 4-29　小肠淋巴瘤 X 线造影、CT、CTA、MRI 及病理表现

诊断思路

　　48 岁男性,腹痛 1 月余,加重 1 周,查体:腹部稍膨隆,右中腹隐约触及包块,活动度差。入院检查示贫血,白蛋白下降,怀疑恶性疾病。X 线消化道造影见第 5 组小肠局限性管腔扩张,黏膜不光整。CT 发现第 5 组小肠肠壁不规则环形增厚,呈等密度,管腔扩张,似动脉瘤样,此为原发性小肠淋巴瘤的特征性表现,病变周围见絮状渗出,系膜区脂肪密度增高,提示系膜区浸润可能,增强扫描动脉期轻度强化,静脉期持续强化,强化曲线呈缓慢上升型,为原发性小肠淋巴瘤的强化特点。MRI 发现回肠近中段病变呈等 T_1、稍长 T_2 信号,增强中度强化,弥散受限。综合各项检查,拟诊断为小肠淋巴瘤。

　　病例 2　男,46 岁,主诉:腹痛 3 d。实验室检查:①生化检查示总蛋白 51.2 g/L(↓)、白蛋白 31.2 g/L(↓);②血常规示血红蛋白 101 g/L(↓)、红细胞压积 0.312 L/L(↓)、平均红细胞体积 78.2 fL(↓)、平均红细胞血红蛋白含量 25.3 pg(↓)、淋巴细胞绝对值 0.59×10⁹/L(↓);③血凝试验示 D-二聚体2.42 mg/L(DDU)(↑)、纤维蛋白降解产物 22.51 mg/L(↑);④肿瘤标志物示非小细胞肺癌抗原 CYFRA21-1 4.75 ng/mL(↑)。CT 横断位平扫,第 2、3 组小肠部分肠壁环形增厚,肠腔呈动脉瘤样扩张(图 4-30A、B);CT 横断位增强动脉期,病变轻中度均匀强化(图 4-30C、D);CT 横断位静脉期,病变持续强化(图 4-30E、F);CT 冠状位及矢状位动脉期,显示病变位置及范围(图 4-30G、H);CT 冠状位动脉期,显示病变及其血供情况(图 4-30I);CT 矢状位动脉期,病变周围系膜区多发肿大淋巴结影(图 4-30J);最大密度投影 MIP 像,可清楚显示病变血供来源于肠系膜上动脉(图 4-30K)。病理示 T 细胞淋巴瘤(图 4-30L)。

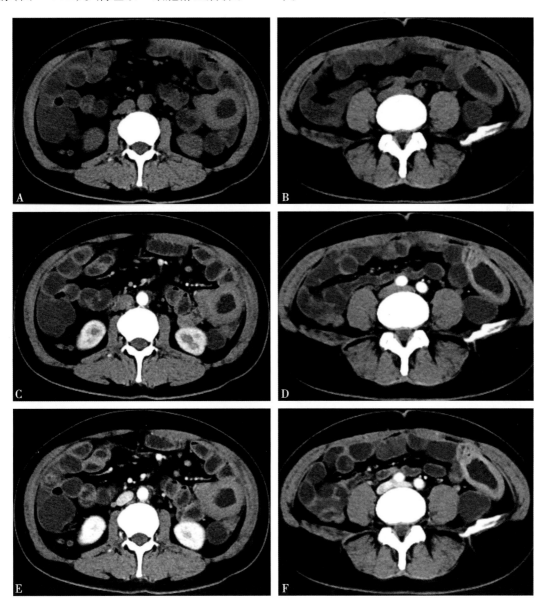

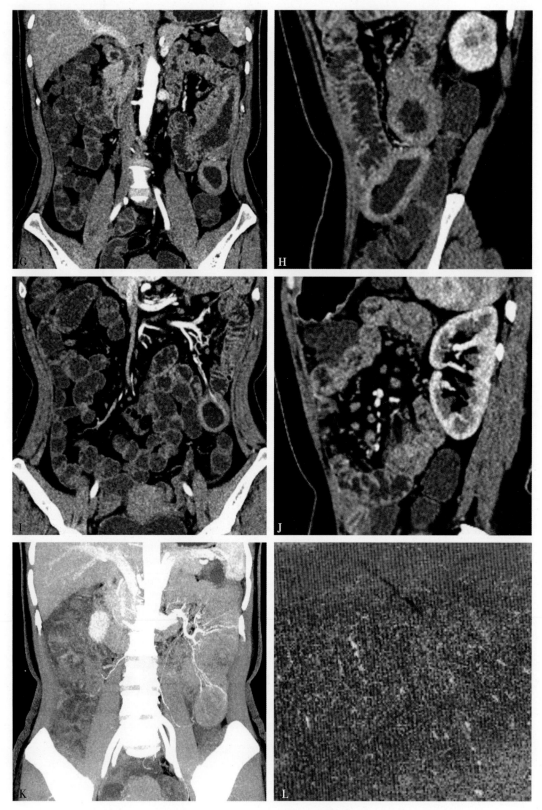

A、B. CT 横断位平扫；C、D. CT 横断位动脉期；E、F. CT 横断位静脉期；G. CT 冠状位动脉期；H. CT 矢状位动脉期；I. CT 冠状位动脉期；J. CT 矢状位动脉期；K. 最大密度投影（MIP）；L. 病理

图 4-30　小肠淋巴瘤 CT 及病理表现（病例 2）

诊断思路

　　46 岁男性,腹痛 3 d,自诉体重下降 10 kg。入院检查示贫血,白蛋白下降及肿瘤标志物升高,怀疑消化道肿瘤。CT 发现第 2、3 组小肠部分肠壁环形增厚,肠腔呈动脉瘤样扩张,周围系膜区多发肿大淋巴结影,增强动脉期病变轻度均匀强化,静脉期持续强化,拟诊为小肠淋巴瘤。

　　病例 3　男,70 岁,主诉:食欲缺乏、乏力、消瘦 4 月余。查体:右中腹触及包块。实验室检查:①血常规示血红蛋白 85 g/L(↓)、红细胞压积 0.264 L/L(↓)、平均红细胞体积 67.5 fL(↓)、平均红细胞血红蛋白含量 21.7 pg(↓)、淋巴细胞百分数 16.5%(↓);②血凝试验示 D - 二聚体 0.66 mg/L(↑);③淋巴细胞亚群计数示总淋巴细胞绝对值 1 463.84/μL(↓)。CT 横断位小肠造影平扫,第 5 组小肠局部肠管管壁不均匀增厚,管腔扩张,似动脉瘤样,与周围肠管分界不清(图 4-31A、B);CT 冠状位、斜位及横断位小肠造影增强,病变中度强化,清晰显示病变范围及供血动脉(图 4-31C ~ E)。病理示(回肠)弥漫大 B 细胞淋巴瘤(图 4-31F)。

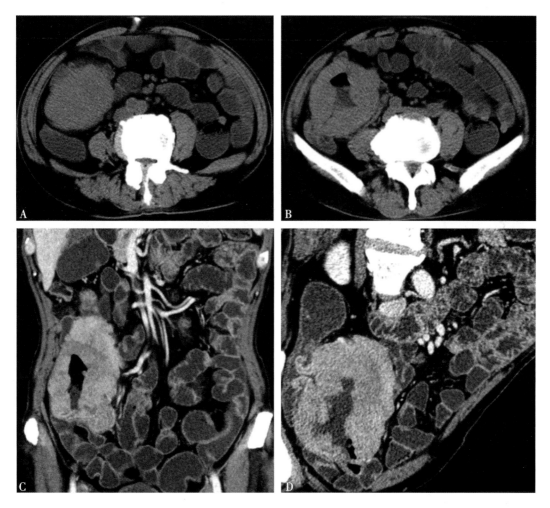

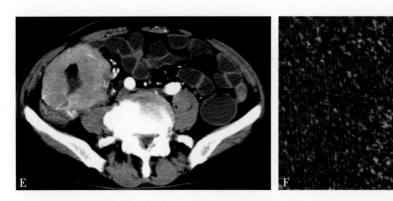

A、B. CT 横断位小肠造影平扫；C. CT 冠状位小肠造影增强；D. CT 斜位小肠造影增强；E. CT 横断位小肠造影增强；F. 病理

图4-31　小肠淋巴瘤 CT 及病理表现(病例3)

诊断思路

70 岁男性,食欲缺乏、乏力、消瘦 4 月余,查体:右中腹触及包块。实验室检查:贫血及淋巴细胞计数降低。多层螺旋 CT 小肠造影显示第 5 组小肠局部管壁不均匀增厚,管腔扩张,似动脉瘤样,此为小肠淋巴瘤的特征,病变与周围肠管分界不清,增强中度强化,拟诊为小肠淋巴瘤。

　　病例4　女,57 岁,主诉:腹痛 2 周,加重 3 d。实验室检查:①血常规示血红蛋白 96.6 g/L(↓)、红细胞压积 0.287 L/L(↓)、淋巴细胞绝对值 0.70×10^9/L(↓);②血凝试验示 D-二聚体 1.29 mg/L(↑)、纤维蛋白降解产物 8.47 mg/L(↑)。胃肠造影,可见回盲部充盈缺损,边缘光整(图 4-32A~C)。CT 横断位动脉期,右侧升结肠局部管壁增厚,可见团块状软组织密度影,截面面积大小 38 mm×37 mm,回盲部多发稍大淋巴结(图 4-32D);CT 横断位动脉期,增强扫描病灶呈边缘环状强化(图 4-32E);CT 横断位、矢状位平扫,升结肠内侧壁可见稍高密度肿块影,肿块内壁可见环形钙化(图 4-32F、G)。病理示(右半结肠)小细胞恶性肿瘤(图 4-32H),考虑淋巴造血系统肿瘤。

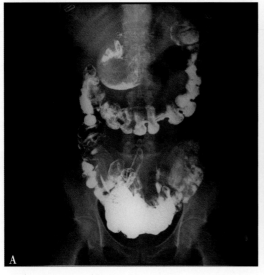
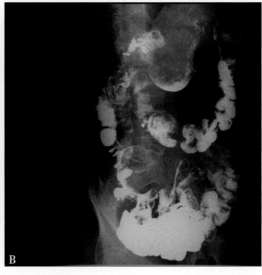

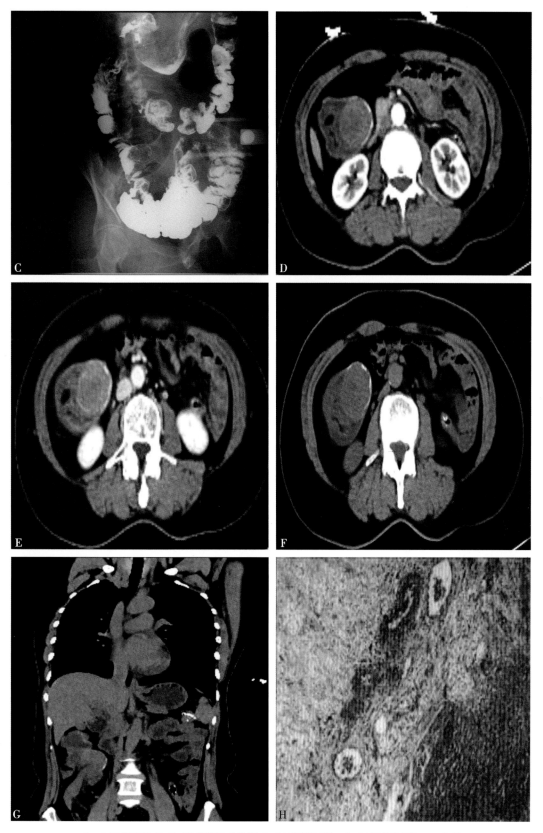

A～C. X线造影；D、E. CT 横断位动脉期；F. CT 横断位平扫；G. CT 冠状位平扫；H. 病理

图 4-32 小肠淋巴瘤 X 线造影、CT 和病理表现

诊断思路 ▎▎▎▎

　　患者,中年女性,以"腹痛 2 周,加重 3 d"为主诉。X 线造影示回盲部充盈缺损。CT 示升结肠肠壁增厚,管腔狭窄,局部呈肿块样改变,突向腔内,增强呈不均匀强化,回盲部见多发稍大淋巴结,考虑为淋巴瘤。

　　病例 5　男,10 岁,主诉:上腹部疼痛半年余,发现下腹部肿物 9 d。回肠远段肠腔形态失常,见充盈缺损影,肠腔变窄,见少量对比剂显示,肠壁柔顺性欠佳,所示回盲部、盲肠形态欠佳(图 4-33)。

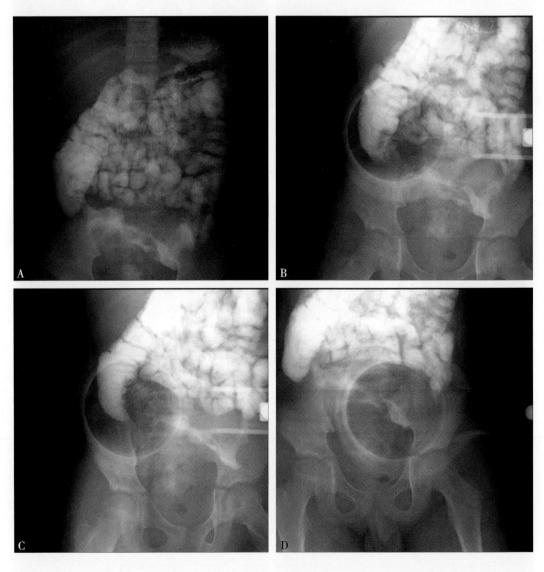

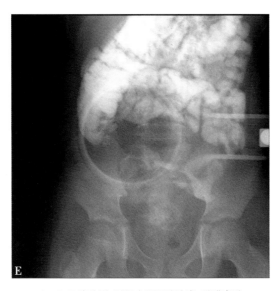

A～E. X 线造影,回肠末段肠腔狭窄,黏膜紊乱

图 4-33　小肠淋巴瘤 X 线造影表现

诊断思路

10 岁男孩,以"上腹部疼痛半年余,发现下腹部肿物 9 d"为主诉。X 线造影示远段肠腔形态失常,肠管变窄,肠壁柔顺性欠佳,无梗阻,拟诊为淋巴瘤。

临床要点

小肠淋巴瘤(small intestinal lymphoma,SIL)可分为原发性和继发性两种,前者起源于肠壁黏膜下的淋巴组织,后者为全身淋巴瘤的一部分,更为常见。原发性小肠恶性淋巴瘤(primary small intestinal lymphoma,PSIL)多为非霍奇金淋巴瘤,病理分型分为 B 细胞型和 T 细胞型两大类,以弥漫性大 B 细胞淋巴瘤最多见。PSIL 可发生于小肠的任何部分,其中富含淋巴组织的回肠远端发生率最高。病变可局限于一段肠管,亦可散在分布。根据 Dawson 诊断,PSIL 的诊断需满足以下标准:浅表淋巴结无肿大;纵隔无肿大淋巴结;血常规示白细胞计数及分类均正常;肝、脾未受累;肿瘤主要位于小肠或经淋巴管侵犯附近的淋巴结。

【影像学表现】

1. X 线造影表现　①肿块型:表现为弥漫性多发小结节状或肿块样充盈缺损,缺损区表面黏膜平坦或不规则。②溃疡型:病变部位可有大小不等的不规则溃疡龛影,龛影周围可见"半月征"及"指压迹征"。③浸润型:肠腔狭窄,边缘不规则,肠壁略僵硬。病变向肠腔外浸润时可有小肠外压性移位。部分向深部浸润,肠壁失去张力,形成动脉瘤样扩张。

2. CT 表现　①肠壁增厚:病变肠壁可呈不规则明显增厚,肠管变形,累及范围广。②动脉瘤样扩张:病变肠壁呈不规则环形增厚但无狭窄,管腔明显扩张,呈动脉瘤样,为肠道淋巴瘤的特征性表现。③肿块:腔内肿块可呈息肉状或结节状,密度均匀,肠壁无增厚,不易引起梗阻,可伴发溃疡,较大的肿块可引起肠套叠。④肠系膜与后腹膜受累:系膜受累多表现为形态不规则结节状肿块,伴有密度减低区。肠系膜浸润表现为系膜脂肪密度升高、增厚和索条影。肠系膜和后腹膜淋巴结显著增大,系膜肿块或增大的淋巴结包绕肠系膜血管及其周围脂肪,形成所谓的"三明治征"。⑤平扫病变呈等稍低密度,增强扫描动脉期、静脉期轻中度持续性强化,强化曲线呈缓慢上升型。⑥小肠恶性淋巴瘤属少血管肿瘤,血管异型性大,以破坏、中断,对比剂池及系膜淋巴结肿大、染色为特征。

3. MRI 表现　与 CT 表现相仿,病变 T_1WI 呈等或低信号,T_2WI 呈等或稍高信号,DWI 呈高信号,表观扩散系数(ADC)呈低信号,增强呈轻中度强化,强化均匀。

4. 超声表现　①肿块型:超声表现为实性低回声或极低回声肿块,边界清晰,类圆形或不规则形,其内回声欠均。②肠壁增厚型:表现为肠壁环周不均匀增厚,回声极低,肠壁层次结构消失,管腔为气体强回声带或伴有肠内物。③肠系膜:肿瘤沿系膜浸润,与腹膜后和肠系膜多发肿大淋巴结融合形成肿块,不伴有中心气体强回声。

多层螺旋 CT 能够显示 PSIL 的具体位置及受累小肠的范围,直接显示肿瘤大小、形态、密度、内部结构和边界,同时可显示其他部位的转移灶,有利于肿瘤的诊断、分期及鉴别诊断。

【鉴别诊断】

1. 小肠结核　多发生于回盲部,溃疡多为横行溃疡,肠管狭窄多为环形狭窄,CT 增强扫描常可见不规则的溃疡面。

2. 小肠腺癌　小肠腺癌好发于小肠近段,较容易引起肠腔狭窄、肠壁僵硬,导致肠梗阻。增强后病灶强化效果较明显,强化曲线呈快速上升型。晚期转移淋巴结多位于引流区域,不如淋巴瘤累及的淋巴结广泛。

3. 克罗恩病　好发于回盲部,常引起肠壁的全层增厚,病变范围较为广泛,呈跳跃式分布,病变于活动期肠壁呈明显强化,可引起肠系膜淋巴结肿大。但是肿大的淋巴结体积一般较小,形态较规则,肠壁增厚程度不如 PSIL。

4. 小肠恶性间质瘤　多见于空肠,呈类圆形或分叶状肿块,以腔外生长为主,推压相邻肠管,增强扫描后肿瘤动脉期强化明显,静脉期强化程度明显减退,可见大片状坏死及囊变。

三、小肠神经内分泌肿瘤

病例1　男,56 岁,主诉:间断上腹痛 1 个月。实验室检查:①生化检查示总蛋白 55.3 g/L(↓)、白蛋白 30.6 g/L(↓);②血常规示红细胞计数 $3.89×10^{12}$/L;③血凝试验示 D-二聚体 2.17 mg/L(↑)、纤维蛋白降解产物 6.58 μg/mL(↑)。CT 横断位平扫,第 5 组小肠管壁软组织肿块,密度均匀,管腔狭窄(图 4-34A);CT 横断位、冠状位及矢状位增强,肿块呈中度强化(图 4-34B～D);CT 横断位静脉期,病变周围稍大淋巴结,病理证实为转移(图 4-34E 箭头所示);横断位图像,右肺下叶多发小结节(图 4-34F 箭头所示);CT 横断位增强,肝右叶多发结节状低密度灶,边缘强化,呈典型"牛眼征"(图 4-34G)。MRI T_1、T_2、DWI、ADC、动脉期及静脉期图像,肝右叶多发结节样长 T_1、长 T_2 信号影,边缘呈短 T_1、短 T_2 信号,DWI 高信号,ADC 低信号,增强边缘明显强化(图 4-34H～M)。病理为神经内分泌癌(图 4-34N)。

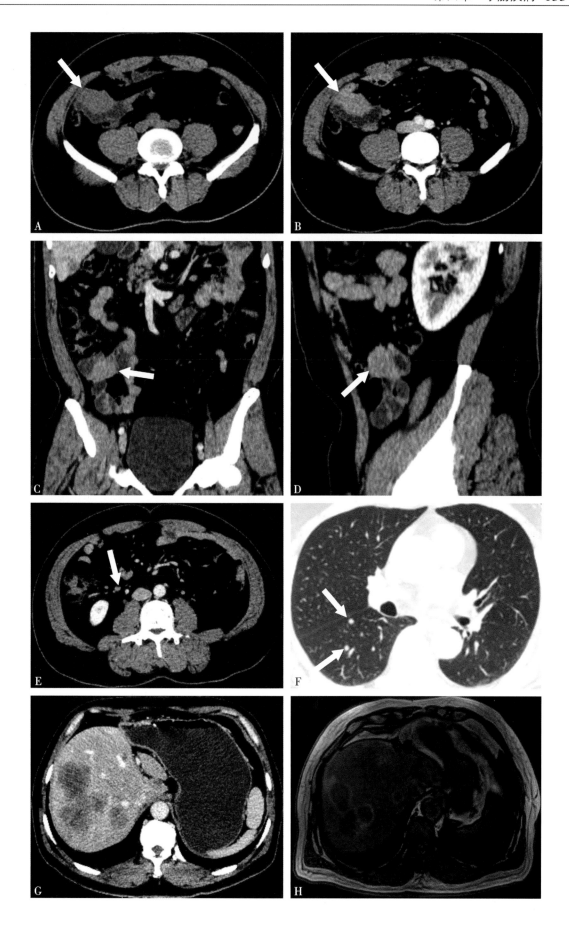

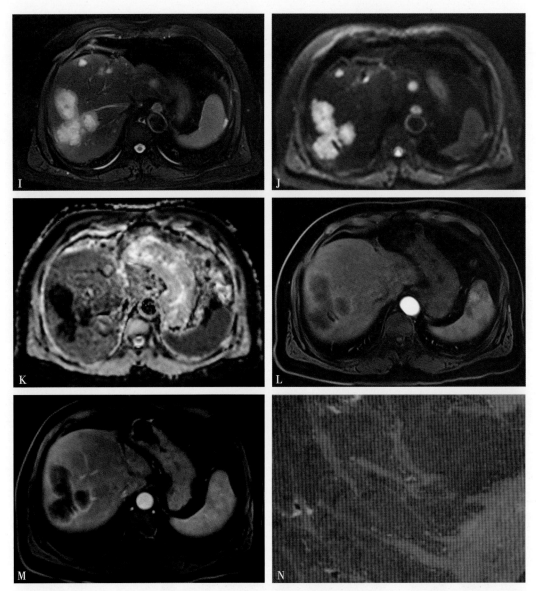

A. CT 横断位平扫；B. CT 横断位动脉期；C. CT 冠状位静脉期；D. CT 矢状位静脉期；E. CT 横断位静脉期；F. CT 横断位肺窗；G. CT 横断位静脉期；H. MRI T₁WI；I. MRI T₂WI；J. DWI；K. ADC；L. MRI 动脉期；M. MRI 静脉期；N. 病理

图 4-34　小肠神经内分泌肿瘤 CT、MRI 及病理表现

诊断思路 ▮▮▮▮▮

　　56 岁男性，间断上腹痛 1 个月。实验室检查：贫血及白蛋白降低。腹部 CT 发现第 5 组小肠管壁软组织肿块，密度均匀，增强中度强化，周围见增大淋巴结，拟诊断为小肠恶性肿瘤。胸腹部 CT 及腹部 MRI 发现右肺下叶上段多发结节，肝右叶上段多发结节状低密度影，边缘强化，呈"牛眼样"外观，考虑肺内及肝内多发转移。

病例2 男,60岁,主诉:发现腹部肿块1周。实验室检查:①血常规示血红蛋白110 g/L、红细胞压积0.331 L/L(↓)、平均红细胞体积79.85 fL(↓)、平均红细胞血红蛋白含量26.54 pg(↓);②血凝试验示 D-二聚体0.60 mg/L(↑)。CT横断位平扫,左上腹软组织肿块,密度均匀,边界清,与肠管分界不清(图4-35A箭头所示);CT横断位、矢状位动脉期及CT冠状位静脉期,病变明显不均匀强化(图4-35B~D箭头所示);横断位静脉期,病变持续均匀强化,强化程度稍降低(图4-35E箭头所示)。病理示神经内分泌肿瘤G2(图4-35F)。

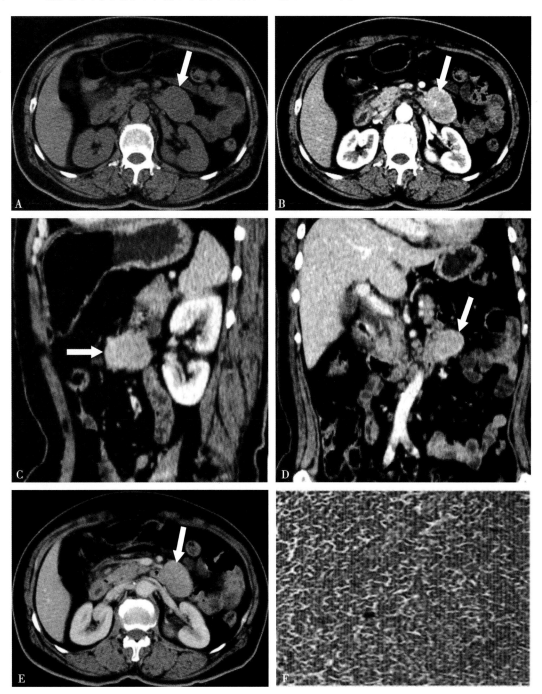

A. CT横断位平扫;B. CT横断位动脉期;C. CT矢状位动脉期;D. CT冠状位静脉期;E. CT横断位静脉期;F. 病理

图4-35 小肠神经内分泌肿瘤CT及病理表现

诊断思路

60 岁男性,发现腹部肿块 1 周。腹部 CT 发现左上腹软组织肿块,密度均匀,边界清,与邻近小肠分界不清,增强扫描明显不均匀强化,兼有良性肿瘤及恶性肿瘤的特点,拟诊断为小肠来源肿瘤。手术过程发现病变来源于近段空肠,术后病理证实为分化较好的神经内分泌肿瘤。

临床要点

神经内分泌肿瘤(neuroendocrine tumor)是一组起源于肽能神经元和神经内分泌细胞的异质性肿瘤,可发生于胃肠道、胰腺、胆管、肝、肺、肾上腺、甲状腺及其他部位的神经内分泌细胞,其中胃肠胰神经内分泌肿瘤(gastro-entero-pancreatic neuroendocrine neoplasms, GEP-NENs)最常见,占55% ~70%。

2019 年出版的第 5 版《世界卫生组织(WHO)消化系统肿瘤分类》将神经内分泌肿瘤分为分化好的神经内分泌瘤(neuroendocrine tumor, NET)、分化差的神经内分泌癌(neuroendocrine carcinoma, NEC)和混合性神经内分泌-非神经内分泌肿瘤(mixed neuroendocrine-non-neuroendocrine neoplasm, MiNEN)。NET 根据每 2 mm^2 面积内的核分裂数和 ki-67 指数分为 G1、G2 和 G3 三个不同的等级。NEC 包括大细胞神经内分泌癌和小细胞神经内分泌癌两种类型。

小肠神经内分泌肿瘤(small intestinal neuroendocrine neoplasm, SI-NEN)占胃肠胰神经内分泌肿瘤(GEP-NENs)发病率的 1/3,仅次于结直肠 NEN,且发病率呈上升趋势。SI-NEN 常见于末端回肠,位于黏膜下层,直径小,多表现为聚集的多发灶,更容易发生远处转移尤其是肝转移。SI-NEN好发于 50 ~60 岁的中老年人,患者最常见的症状为非特异性腹痛,部分因肿瘤分泌肽类激素和生物胺从而表现为类癌综合征如腹泻、皮肤潮红等。

【影像学表现】

1. X 线造影表现　①结节或肿块型:远端回肠显示光滑、孤立的壁内充盈缺损。②局限性肠壁增厚型:肠腔不规则狭窄。③病变部位黏膜皱襞破坏消失,管壁僵硬。

2. CT 表现　①肿瘤为壁内小结节时,CT 表现肠壁内界限不清较均匀的软组织密度肿块,可伴有钙化。②肿瘤浸润浆膜和肠系膜时,可出现特征性的 CT 表现,即肿瘤呈星芒状的软组织密度肿块。③癌肿穿破肠系膜,可导致肠管粘连、梗阻。CT 表现为不规则的软组织密度肿块,周围环绕脂肪影及放射状索条影,肠管受压、移位或与肿块粘连。④增强扫描多表现为动脉期明显强化,门脉期强化降低;也可表现为动脉期中度强化,门脉期稍增高。

3. MRI 表现　通常表现为结节样肠壁增厚或光滑的黏膜下肿块。T_1WI 呈低信号,T_2WI 呈稍高信号。增强扫描动脉期明显强化,门脉期强化稍降低。

CT 是 SI-NEN 最常用的影像学检查,有助于术前临床分期和手术计划的指导。超声在 SI-NEN的作用相对有限,主要用于肝转移的早期发现。MRI 对 SI-NEN 肝转移和骨转移更为敏感,术前MRI 可用来评估肿瘤切除的可行性。

【鉴别诊断】

结节或肿块型小肠神经内分泌肿瘤主要与小肠腺癌、小肠间质瘤等鉴别;局限性肠壁增厚型小肠神经内分泌肿瘤主要与小肠淋巴瘤及炎症性病变相鉴别。

1. 小肠腺癌　空、回肠部位的腺癌多数表现为肠壁局限性不对称性增厚,多伴有胃肠道梗阻症状,增强中度强化;而空、回肠神经内分泌肿瘤多表现为肠壁或肠腔肿块。发现周边肠系膜结缔组织反应性增生改变有助于二者的鉴别。

2. 小肠恶性间质瘤　常表现为不规则、分叶状肠腔外肿块,密度多略低且不均,恶性度高者多伴中心坏死,增强扫描周边强化为主。

3. 小肠淋巴瘤　病变多较广,肠壁环形增厚,肠管扩张、柔软,增强扫描动脉期病灶轻至中度强化,常伴多发肠系膜淋巴结肿大。

4. 小肠炎症性病变　表现为肠管壁或皱襞的增厚,增厚的肠管壁内常出现低密度层(环征),一般肠管扩张较肠管狭窄常见,环征有助于二者的鉴别。

四、小肠转移瘤

病例1　女,32岁,主诉:腹痛3d,查体:左中腹触及软组织包块。实验室检查:①生化检查示白蛋白32.3 g/L(↓);②血常规示红细胞计数3.47×10^{12}/L(↓)、血红蛋白80.9 g/L(↓)、红细胞压积0.250 L/L(↓)、平均红细胞体积72.23 fL(↓)、平均红细胞血红蛋白含量23.33 pg(↓)、淋巴细胞百分数17.4%(↓);③肿瘤异常糖链糖蛋白153.065 U/mL(↑)。CT横断位平扫,第2组、第5组小肠管壁见软组织密度结节(图4-36A、B);CT横断位动脉期,两处病变呈不均匀明显强化(图4-36C、D);CT横断位静脉期,两处病变持续强化(图4-36E、F);CT横断位、冠状位静脉期,病变邻近肠管可见肠套叠征象,呈"同心圆征"(图4-36G~J)。病理,均为腺泡状软组织肉瘤,局灶浸润至浅肌层,提示转移(图4-36K、L)。

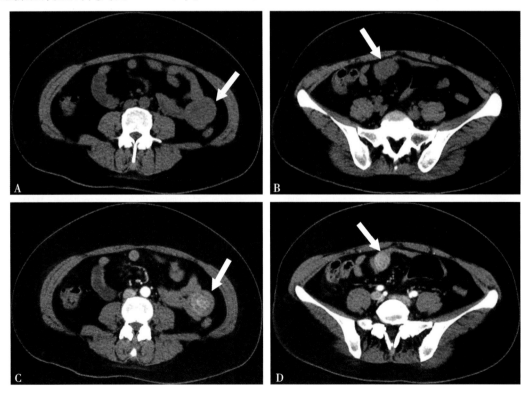

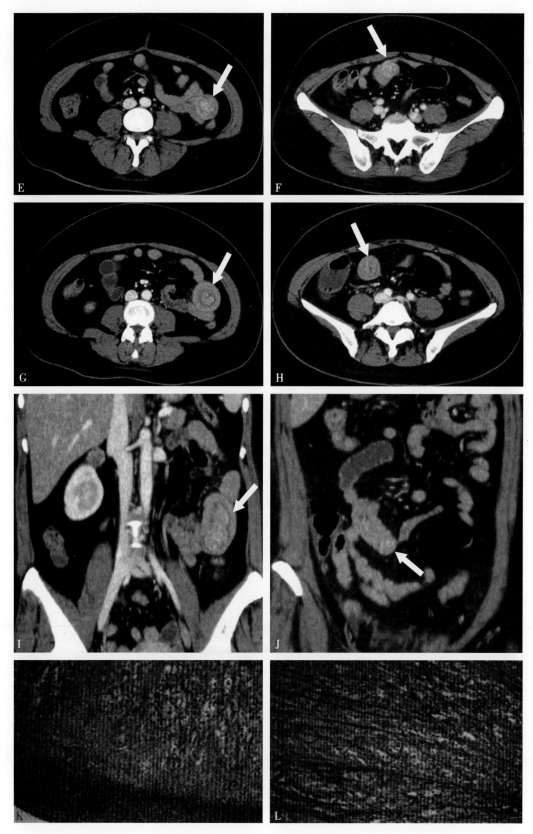

A、B. CT 横断位平扫；C、D. CT 横断位动脉期；E、F. CT 横断位静脉期；G、H. CT 横断位静脉期；I、J. CT 冠状位静脉期；K、L. 病理

图 4-36 小肠转移瘤 CT 及病理表现

32 岁女性,腹痛 3 d,查体:左中腹触及软组织包块。实验室检查:贫血、白蛋白下降及肿瘤异常糖链糖蛋白升高。CT 发现第 2 组、第 5 组小肠管壁软组织密度结节,增强扫描动脉期明显不均匀强化,静脉期持续强化,强化模式为快进慢出型,邻近肠管出现肠套叠征象,结合患者既往"右小腿腺泡状软组织肉瘤"病史,拟诊断为小肠转移瘤。

病例 2　女,43 岁,主诉:间断黑便、腹痛、头晕半年余。查体:腹部压痛。实验室检查:①血常规示血小板计数 551×10^9/L(↑),红细胞体积分布宽度 21.4%(↑);②尿常规示隐血(+++)(↑),肿瘤相关抗原 125 118.00 U/mL(↑)。CT 横断位平扫,第 2 组、第 6 组小肠管壁见软组织密度结节(图 4-37A、B);CT 横断位动脉期,两处病变呈不均匀中度强化(图 4-37C、D);CT 横断位静脉期,第 6 组小肠呈持续中度强化(图 4-37E);CT 矢状位静脉期显示第 3、6 组小肠受累及(图 4-37F);CT 横断位动脉期,第 4 组小肠见软组织肿块影(图 4-37G、H);CT 横断位动脉期,子宫体积增大,宫颈增厚,不均匀明显强化,内见多发小结节状低密度影(图 4-37I)。MRI T_1WI、T_2WI 序列,显示病灶呈团块状长 T_1 混杂长 T_2 信号(图 4-37J、K);MRI 冠状位、矢状位增强显示明显不均匀强化(图 4-37L、M);DWI 呈不均匀明显高信号(图 4-37N)。横断位、矢状位 PET-CT 图像,显示第 3、6 组小肠多发软组织肿块影放射性分布浓聚,最大标准摄取值(SUVmax)约 9.4,与邻近肠壁分界不清(图 4-37O、P);横断位 PET-CT 子宫内斑片状稍低密度影放射性分布较浓聚,SUVmax 约 4.9(图 4-37Q)。病理示低级别子宫内膜间质肉瘤浸润或转移,局灶伴平滑肌分化(图 4-37R)。

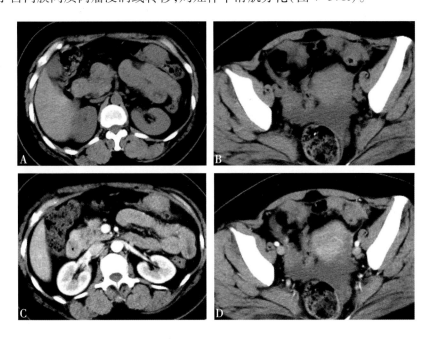

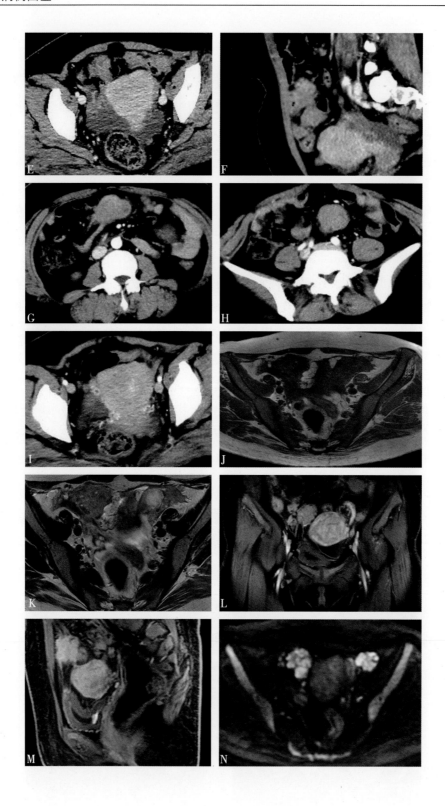

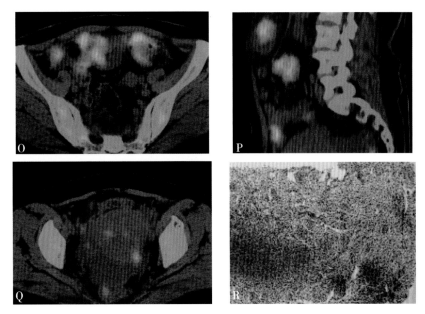

A、B. CT 横断位平扫;C、D. CT 横断位动脉期;E. CT 横断位静脉期;F. CT 矢状位静脉期;G、H. CT 横断位动脉期;I. CT 横断位动脉期;J. MRI T_1WI;K. MRI T_2WI;L. MRI 冠状位增强;M. MRI 矢状位增强;N. DWI;O. PET-CT 横断位;P. PET-CT 矢状位;Q. PET-CT 横断位;R. 病理

图4-37 小肠转移瘤 CT、MRI、PET-CT 及病理表现

[诊断思路]

43 岁女性,以"间断黑便、腹痛、头晕半年余"为主诉入院,查体:有腹部压痛。CT 表现:空、回肠周围见多发团块状软组织影,增强示中度不均匀强化,子宫体积增大,宫颈增厚,内密度不均,增强扫描见子宫不均匀明显强化。MRI 表现:子宫内膜、子宫肌层不均匀增厚,可见团块状长 T_1 混杂长 T_2 信号,DWI 上呈不均匀明显高信号,周围小肠见多发团块状长 T_1 混杂长 T_2 信号,增强扫描示小肠病变明显不均匀强化。PET-CT 表现:子宫体积增大,密度不均,内斑片状稍低密度影放射性分布较浓聚,SUV_{max} 约 4.9,腹盆腔见多发软组织肿块影放射性分布浓聚,SUV_{max} 约 9.4,部分与邻近肠壁分界不清。小肠穿刺活检诊断为低级别子宫内膜间质肉瘤浸润或转移,局灶伴平滑肌分化。

◀◀◀ 临床要点 ▶▶▶

小肠继发性肿瘤比原发性小肠肿瘤更常见。外源性肿瘤可以通过血行转移、直接侵袭以及腹腔种植累及肠道。结肠、卵巢、子宫和胃的原发性肿瘤通常通过直接入侵或腹膜腔内播散累及小肠,而乳腺癌、肺癌和黑色素瘤的原发肿瘤则通过血源性途径转移至小肠。黑色素瘤是最常见的转移至小肠的肿瘤,约占小肠转移瘤的 1/3。小肠转移瘤多见于回肠,尤其是回肠末端。可单发,也可多发,以多发常见。

转移性小肠肿瘤的早期临床症状比较隐匿,难以发现,常在出现并发症后如消化道出血、肠梗阻、肠套叠才得以发现。患者年龄以 50~70 岁多见,男性多于女性,常以腹痛、腹胀、恶心、呕吐等急腹症的症状就诊,少数出现腹部肿块、肠穿孔或便血,临床上容易发生误诊。

小肠转移瘤的预后主要与原发肿瘤有关,原发灶来源于子宫的绒癌预后比来源于肺、胰腺的恶性肿瘤预后较好,但总体预后差,患者多于术后6个月至1年内死亡。

【影像学表现】

1. X线造影表现　表现为单发或多发的肠管狭窄,肠壁僵硬,呈多发弧形压迹,结节状类圆形或半圆形充盈缺损。

2. CT表现　①可在肠壁内形成黏膜下转移结节,可出现溃疡及空洞,形态不规则,大的腔内肿块可引起肠套叠和肠梗阻。②肿瘤沿肠壁弥漫浸润可引起肠壁增厚,管腔不规则狭窄。③血行转移可在肠系膜上形成较大的肿块,造成周围肠管受压移位和粘连。④周围脏器肿瘤对小肠的直接浸润,表现为与原发灶相连续的不规则团块影。⑤含黏液较多的肿瘤可在浆膜、肠系膜和网膜上形成多发的结节,并在肠系膜和腹腔脂肪内浸润,造成密度增高和肠系膜血管束的增粗。网膜受累时可出现"网膜饼征",并可伴有腹腔积液。

3. 超声表现　表现为三种类型:局限管壁增厚型、全周管壁增厚型和结节肿块型。前两型主要表现为含气体低回声肿物,多为原发恶性肿瘤经血行或淋巴管扩散而来,肿瘤呈浸润性生长,小肠壁局限性或环周性增厚。结节肿块型主要表现为低回声结节及肿物,此类型多为腹盆腔肿物种植播散至小肠浆膜面,肿瘤向肠外生长所致。

4. MRI表现　通常表现为光滑、圆形或息肉状的肿块,可有溃疡,可引起肠梗阻或闭塞。在增强的脂肪抑制扰相梯度回波图像上,转移灶呈中等偏高信号,与腹腔内脂肪低信号形成对比。

CT可以明确病变的范围,精准确定肿瘤的分期,为治疗提供建议,对小肠壁内及浆膜病变的诊断更具优势。

【鉴别诊断】

转移性小肠肿瘤与原发小肠恶性肿瘤表现相似,均为小肠管壁增厚性肿物及结节性肿物,如无原发病史,两者很难鉴别。两者病理、生理基础不同,结节型转移性小肠肿瘤为肿瘤细胞种植于小肠浆膜面,向小肠腔外生长所致,而结节型原发小肠恶性肿瘤则为小肠黏膜层肿瘤细胞向腔外浸润生长所致。

五、小肠肉瘤样癌

病例　男,64岁,主诉:间断大便带血半年余。查体:下腹部可触及包块。实验室检查:红细胞计数$2.74×10^{12}$/L(↓),血红蛋白71.5 g/L(↓),淋巴细胞百分数8.4%(↓),淋巴细胞绝对值$10.5×10^9$/L(↓),D-二聚体0.49 mg/L(↑),总蛋白55.8 g/L(↓),白蛋白29.3 g/L(↓),C反应蛋白10.50 mg/L(↑)。CT横断位平扫,盆腔内见较大不规则低密度肿块影,最大截面面积约10.8 cm×9.2 cm,内见液体及少量气体影(图4-38A),增强扫描实性部分明显强化(图4-38B、C)。病理示低分化腺癌伴肉瘤样癌分化(图4-38D)。CT冠状位、矢状位静脉期,清晰显示病变及血供(供血动脉来自肠系膜上动脉,小部分来自腹腔干),肿块上方另见软组织影,密度及强化与原发病变相仿(图4-38E、F)。

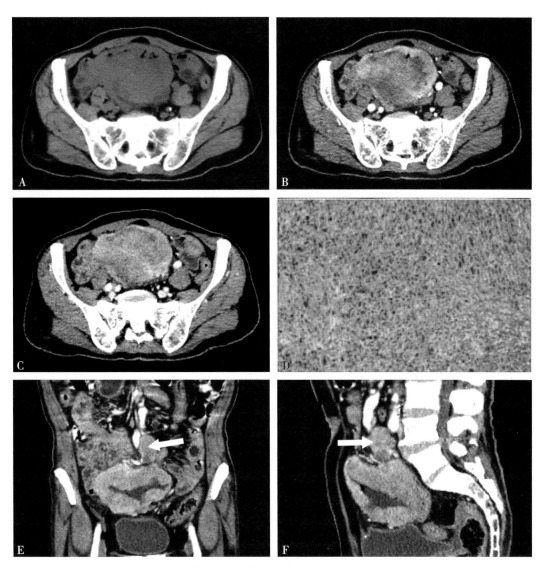

A. CT 横断位平扫;B. CT 横断位动脉期;C. CT 横断位静脉期;D. 病理;E. CT 冠状位静脉期;F. CT 矢状位静脉期

图 4-38　小肠肉瘤样癌 CT 及病理表现

诊断思路

　　64 岁男性,间断大便带血半年余,查体:下腹触及软组织包块。实验室检查:贫血、白蛋白下降。CT 发现盆腔段小肠管壁不均匀增厚,增强扫描动脉期明显不均匀强化,静脉期强化程度稍降低,肿块上方另见软组织影,密度及强化与原发病变相仿,拟诊断为小肠恶性肿瘤伴周围淋巴结转移。

临床要点

　　小肠肉瘤样癌(small intestinal sarcomatoid carcinoma,SCA)极少见,是一种组织学上含较多梭形细胞和上皮样细胞而形似肉瘤的癌,可发生在全身各系统及器官,包括消化系统、呼吸系统、甲状腺、乳腺和涎腺等部位;肉瘤样成分可表现为纤维肉瘤、恶性纤维组织细胞瘤、横纹肌肉瘤、血管肉瘤、骨或软骨肉瘤。肉瘤样癌曾用名包括巨细胞癌、梭形细胞癌、未分化癌、癌肉瘤等,命名争议较大。小肠肉瘤样癌好发于中老年,男性较多,一般单发,临床表现包括腹痛、黑便、肠梗阻、黄疸等;临床上主要需与转移性肉瘤样癌、恶性黑色素瘤、胃肠道间质瘤、家族性腺瘤性息肉病癌变等进行鉴别诊断;治疗方案以手术切除为主,其对放化疗均不敏感。最新世界卫生组织小肠肿瘤的分类中,将此类肿瘤归于未分化癌,尚未将其作为独立分型或亚型。该病病理诊断不能仅靠 HE 染色确定,还需要根据多个生物标志物的免疫组织化学检查确定诊断。细胞角蛋白及波形蛋白均为阳性,表明该肿瘤成分几乎都存在上皮成分和间叶成分的双向分化模式。

该病预后极差,大部分死于转移和复发。5 年生存率基本为 0,诊断后中位生存期仅为 8~25 个月(0~36 个月)。小肠肉瘤样癌具有显著的侵袭和转移特征,大大限制了常规治疗手段的疗效。使用靶向免疫检查点——程序性死亡蛋白 PD-1 及其配体 PD-L1 的单克隆抗体在多种恶性肿瘤中发现具有良好的抗肿瘤效应。肿瘤细胞中上调 PD-L1 表达可以通过 PD-1/PD-L1 途径调节免疫侵袭和抑制效应免疫应答。因此,以 PD-L1 为靶向的免疫治疗可能为治疗小肠肉瘤样癌提供新的途径和方法。

【影像学表现】

1. X 线造影表现　X 线表现为肠腔内呈圆形或半圆形分叶状充盈缺损,邻近黏膜皱襞呈弧形展开。肿瘤内坏死囊变呈隧道样瘘管与肠腔相通,立位可见肿瘤内气-液平面,卧位检查见钡液从肠腔内流向肠腔外,形成不规则的钡斑或钡团,肠腔与肿瘤之间呈隧道样改变。肿瘤大者可见邻近器官受压或移位。肠腔狭窄,通过困难,局部黏膜破坏、中断,近段肠曲扩张,远段肠管萎陷。

2. CT 表现　病灶均为软组织密度肿块,并突向腔内,邻近肠壁增厚,管腔狭窄,由于血供丰富,坏死囊变少见,增强扫描为渐进性中度强化,肿块与未累及肠壁间可见肠气分隔。该病常导致近端肠梗阻,套叠肠管大小不等,相应区域肠壁增厚肿胀,局部肠壁强化程度稍降低,病变节段肠管周围脂肪间隙较清楚。

3. MRI 表现　肿块信号不均匀,以等信号多见,呈高信号为主的混杂信号。其信号改变缺乏特征性,但 MRI 能多平面成像,判断肿瘤与周围器官的关系,对诊断有较大帮助。可有溃疡,伴周围肠梗阻或闭塞,与腹腔内脂肪低信号形成对比。

【鉴别诊断】

1. 小肠间质瘤　为间叶来源肿瘤,以空肠较为常见;肿瘤多向腔外生长,且血供丰富,动脉期明显强化,静脉期强化程度降低,呈快进慢出型改变。

2. 小肠腺癌　好发于十二指肠,多为肠壁不均匀增厚,管腔狭窄,部分肿块向腔内生长,表面多可见糜烂及溃疡,周围脂肪间隙常累及,动脉期呈明显强化,增强扫描呈"快速上升-平台"模式。

3. 小肠淋巴瘤　好发于回盲部及回肠末段。主要表现为肠壁明显增厚,肠管呈动脉瘤样扩张,继发肠梗阻较轻或不明显,增强扫描呈轻中度缓慢上升型改变。CT 增强扫描后小肠肉瘤样癌强化程度及方式均有别于间质瘤、腺癌及淋巴瘤,其次病变好发部位及其继发改变有助于与其他肿瘤相鉴别。

第七节　小肠其他疾病

一、小肠憩室

病例 1　女,70 岁,主诉:间断上腹痛 1 月余。实验室检查:中性粒细胞百分数 86.8%(↑)。上消化道钡餐造影显示十二指肠降部及空肠近段类圆形囊袋状影突出于肠腔外,边缘光整(图 4-39A)。CT 横断位、冠状位及矢状位静脉期,十二指肠降部及空肠近段可见含气-液囊腔突出于肠壁,囊颈与肠壁相连,憩室壁无明显增厚呈均匀强化,强化方式与肠壁相近(图 4-39B ~ D)。

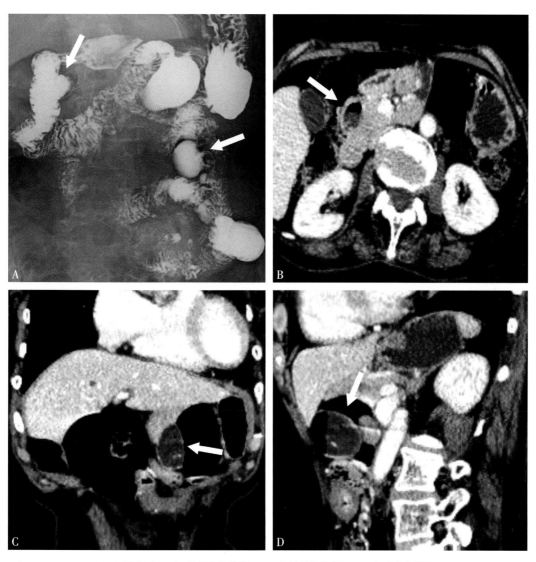

A. X 线造影;B. CT 横断位静脉期;C. CT 冠状位静脉期;D. CT 矢状位静脉期

图 4-39　小肠憩室(十二指肠及空肠近段)X 线造影及 CT 表现

诊断思路

　　70 岁女性,以"间断上腹痛 1 月余"为主诉入院,查体:无阳性体征。实验室检查:中性粒细胞百分数增高。十二指肠憩室是黏膜、黏膜下层通过肠壁肌层薄弱处突出于肠壁形成的囊袋状结构,可伴憩室炎,症状与患者间断上腹痛症状相符,含气-液囊腔突出于肠壁,囊颈与肠壁相连,憩室壁无明显增厚呈均匀强化,强化方式与肠壁相近,可单发及多发,上消化道造影甚至可见憩室内黏膜纹理与肠壁相连。结合患者的临床表现及典型影像特征,诊断为小肠憩室(十二指肠及空肠近段)。

　　病例 2　　男,19 岁,主诉:间断黑便 5 天余。横断位平扫,回肠远段局部可见一囊袋状气液混合密度影(图 4-40A);CT 横断位静脉期,憩室壁无增厚及壁结节,与邻近肠壁强化相仿(图 4-40B);CT 横断位平扫及静脉期,可见憩室与周围肠管管壁相连(图 4-40C、D);CT 冠状位及矢状位静脉期,下腹部可见含气-液薄壁囊腔突出于小肠肠壁,囊颈与肠壁相连(图 4-40E、F)。消化道内镜示回肠下段一巨大憩室,其内可见积液(图 4-40G)。病理示回肠远段黏膜慢性炎症,符合憩室(图 4-40H)。

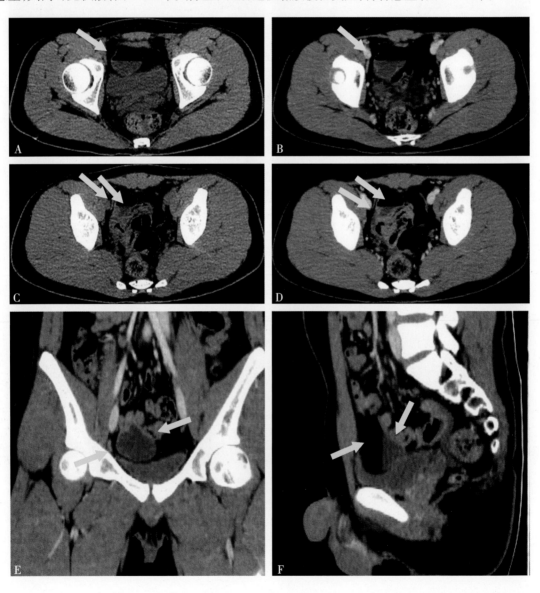

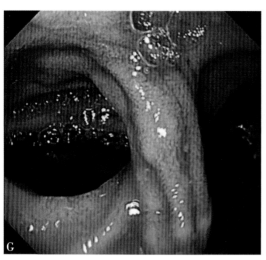
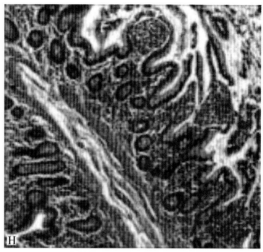

A、C. CT 横断位平扫；B、D. CT 横断位静脉期；E. CT 冠状位静脉期；F. CT 矢状位静脉期；G. 消化道内镜；H. 病理

图4-40　小肠憩室(回肠远段)CT、内镜及病理表现

诊断思路

　　19岁男性，以"间断黑便5天余"入院，查体：无明显阳性体征。小肠憩室是指受肠腔内压力增高及肠壁薄弱影响，局部黏膜腔突出于肠壁外，局部炎症患者可以出现腹痛、消化道出血、消化不良、便秘及腹泻等症状。影像学检查可直观显示憩室与相邻肠壁关系，特别注意合并感染后囊壁明显增厚时需与肿瘤相鉴别。结合患者的临床表现及典型影像特征，诊断为小肠憩室。

　　病例3　男，8岁，主诉：间断腹痛、贫血5月余。实验室检查：血红蛋白101 g/L(↓)，平均红细胞体积77.4 fL(↓)，平均红细胞血红蛋白浓度347 g/L。CT横断位平扫和动脉期、冠状位和矢状位动脉期，回肠远段近回盲部见囊壁不均匀增厚的囊状软组织影突出于小肠管壁外，憩室壁不均匀增厚，黏膜层较正常小肠壁呈明显强化，周围无明显渗出(图4-41A～D)；CT横断位静脉期，憩室壁全层呈均匀强化，强化程度较动脉期降低(图4-41E)。右下腹异常低回声肠管影，一端与相邻肠管相通，另一端为盲端，黏膜层回声增厚、增强(图4-41F)。CDFI：肠壁可及较丰富血流信号(图4-41G)。病理示黏膜慢性炎症，符合憩室(图4-41H)。

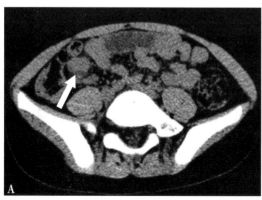
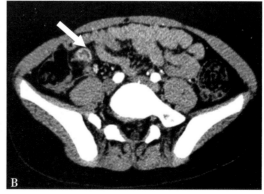

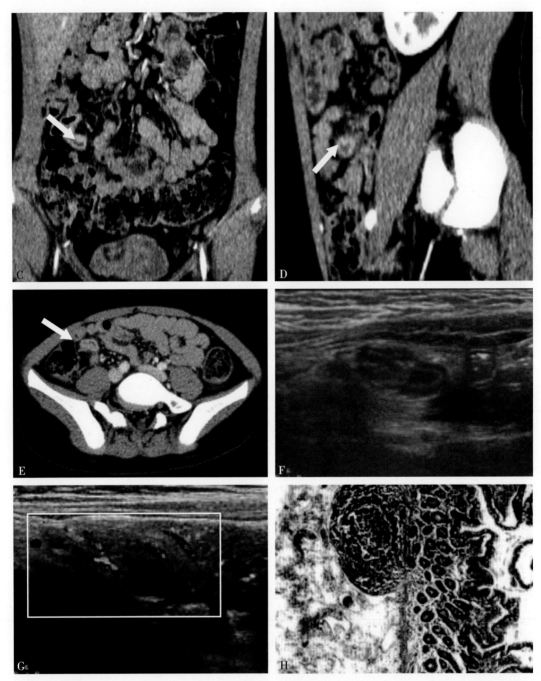

A. CT 横断位平扫；B. CT 横断位动脉期；C. CT 冠状位动脉期；D. CT 矢状位动脉期；E. CT 横断位静脉期；F. 超声；G. 彩色多普勒血流成像；H. 病理

图 4-41　小肠憩室(小肠梅克尔憩室)CT、超声及病理表现

诊断思路 ▮▮▮

　　患儿，男性，以"间断腹痛、贫血5月余"为主诉入院。查体：无明显阳性体征。实验室检查：血红蛋白降低，平均红细胞体积降低，平均红细胞血红蛋白浓度正常。CT发现回肠远段近回盲部囊状软组织影突出于小肠管壁外,囊壁不均匀增厚,动脉期增强明显强化,静脉期强化程度降低。相应超声示右下腹异常肠管回声,一端与相邻肠管相通,另一端为盲端,黏膜层回声增厚、增强,CDFI:肠壁可及较丰富血流信号。结合病史,考虑为小儿先天性梅克尔憩室。

临床要点

小肠憩室是一种小肠壁呈囊状突出的疾病。根据憩室壁的组织、解剖可分为真性与假性憩室,前者为小肠壁全层突出,而假性憩室不含肌层。假性憩室根据发病的位置可分为十二指肠憩室、空肠憩室、回肠憩室,主要发病机制为小肠肠壁肌层的退行性改变以及在肠腔内压力作用下,导致肠黏膜向肠壁外疝出。小肠憩室还可分为先天性憩室(如梅克尔憩室)与获得性憩室,获得性憩室又分为原发性憩室与继发性憩室。

小肠憩室好发部位依次为十二指肠、回肠、空肠,十二指肠憩室多发生于降部。因空肠上段及回肠末端的血管较粗,血管粗大处肠壁肌层脆弱,故在这些部位尤其是回肠上段较易发生憩室。梅克尔憩室是指位于回肠末端的真性憩室,系胚胎期卵黄管的回肠端闭合不全所致。

此病好发于40岁以上中老年患者,症状多与憩室大小、憩室与周围组织的关系、憩室发生的部位等因素相关。常出现腹痛、恶心、呕吐等症状,一般无特异性。

【影像学表现】

1. X线造影表现　立位腹透视时巨大憩室可呈圆形气囊影,可见液平面,钡剂检查见肠管旁圆形边缘光滑的"囊袋状"阴影,直径数毫米至数厘米,附近可见有黏膜纹进入憩室内。

2. CT表现　①突向肠腔内,呈气体或气液混杂密度影,单纯表现为液体密度影较少。增强扫描示大部分憩室壁强化,与肠壁强化接近。②梅克尔憩室一般位于右下腹或中线区,增强可见回肠黏膜与憩室相延续。若肠管充盈好,重建图像可见"三叉戟"黏膜模式。③梅克尔憩室形态呈管状或囊状盲端结构,壁厚薄不等,大部分壁增厚并明显强化或者并有明显强化结节影。

3. 超声表现　①如果憩室内存液体,超声表现为大小各异的囊肿样结构,囊肿多为类圆形,少数也可近似管状,囊壁往往较厚;②囊腔较小时,囊壁较厚,囊肿长宽径相近,憩室多表现为靶环状;③如果憩室内存有气体,憩室受气体干扰而超声显示不清,超声下多表现为局部肠壁呈多层管壁回声,层次模糊,其间可见气体强回声。

对于小肠憩室的诊断,消化道钡餐是最常用的方法。但是,消化道钡餐的缺点在于:对于憩室较小,憩室颈部也较小的病例,钡剂可能不能充盈憩室腔,造成显影不佳或者不显影而漏诊。多层螺旋CT较消化道钡餐能提供更为丰富的影像学信息,对憩室与肠道及邻近器官组织的关系也能较为清楚地显示。

【鉴别诊断】

1.脐尿管囊肿 脐尿管是一个位于正中线脐带内的残留结构。在 CT 上,脐尿管囊肿并发炎症时也可以表现为一个位于正中线的充满液体的结构,其囊壁厚且明显强化,容易与含液梅克尔憩室炎相混淆。但是,与梅克尔憩室不同的是,脐尿管囊肿一般与膀胱顶部有密切的关系。

2.腹腔脓肿 当梅克尔憩室并发憩室炎或同时并发穿孔时需与腹腔脓肿鉴别。腹腔脓肿常表现为不规则的局限性液体密度区,增强扫描可见不均匀的厚壁强化,周围炎性反应较梅克尔憩室更重,且常有腹膜炎的病史。

3.肠系膜囊肿 腹腔内类圆形囊性肿块,单发多见,大小不一。囊内呈密度均匀水样密度,无强化。囊壁薄,边界清,无壁结节,增强后囊壁轻度强化或无强化。较大囊肿可对周围肠管造成压迫及推移。合并感染或出血时,囊内密度增高。

4.囊性淋巴管瘤 呈单房或多房蜂窝样结构,边缘清楚,囊壁菲薄,钙化少见,囊内呈液性内容物。其内 CT 值与内容物成分有关,一般浆液性和乳糜性成分时囊内 CT 值接近于水的 CT 值,含脂性成分时 CT 值可为负值,如合并出血或感染,则囊内容物密度增高。多房者囊内有分隔。部分囊性淋巴管瘤呈纵轴走向的长袋状改变。

二、小肠吸收不良综合征

病例1 女,53 岁,主诉:左上腹疼痛 5 个月,加重 2 周。全消化道钡餐造影,小肠部分肠管呈节段性扩张,局部黏膜结构稍乱,肠腔内钡剂呈雪花状、斑点状改变,小肠蠕动缓慢,约 7 h 对比剂通过回盲部,到达结肠(图 4-42)。

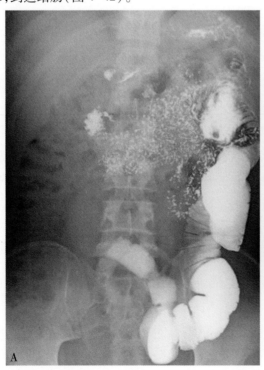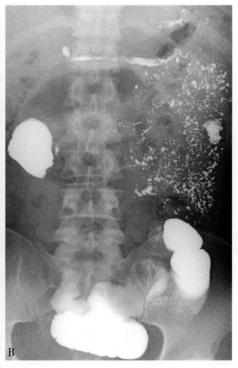

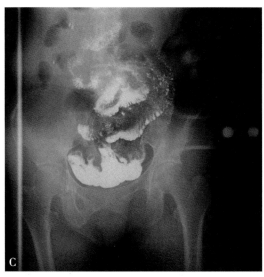
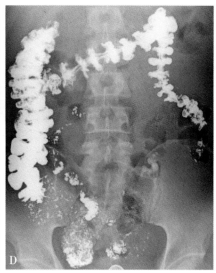

A ~ D. 全消化道 X 线造影

图 4-42　小肠吸收不良综合征 X 线造影表现

诊断思路

53 岁女性,以"左上腹疼痛 5 个月,加重 2 周"为主诉入院,查体:无阳性体征。全消化道钡餐造影,小肠蠕动稍慢,局部黏膜结构稍乱,约 7 h 对比剂通过回盲部,到达结肠。复查片肠腔内钡剂呈雪花状、斑点状改变。结合患者的临床表现及典型影像特征,诊断为小肠吸收不良综合征。

病例 2　女,32 岁,主诉:食欲缺乏、腹泻 6 年。CT 横断位平扫和动脉期,小肠多发肠壁增厚呈中度强化,管腔明显扩张积液,管壁无壁结节(图 4-43A、B);CT 矢状位、冠状位及横断位静脉期,肠壁全层进一步强化,无机械性梗阻征象(图 4-43C ~ E)。病理示黏膜慢性炎症伴淋巴组织增生(图 4-43F)。

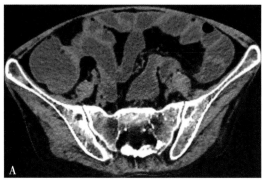
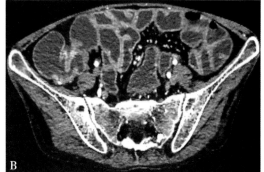

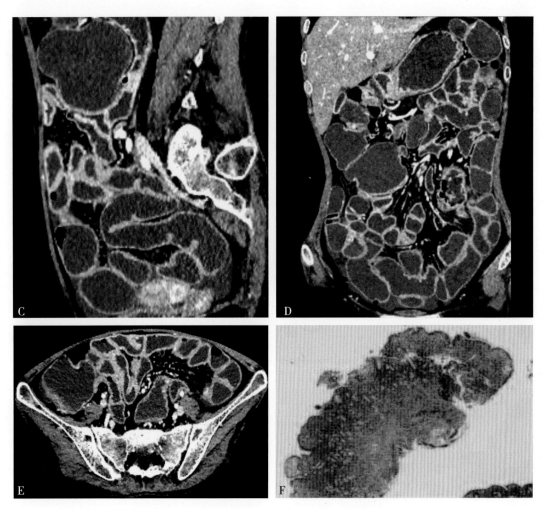

A. CT 横断位平扫；B. CT 横断位动脉期；C. CT 矢状位静脉期；D. CT 冠状位静脉期；E. CT 横断位静脉期；F. 病理

图 4-43 小肠吸收不良综合征（乳糜泻）CT 及病理表现

诊断思路

32 岁女性，以"食欲缺乏、腹泻 6 年"为主诉入院。查体：无明显阳性体征。CT 示小肠全程多发肠壁增厚，管腔扩张积液，部分管腔可见小气-液平面，增强动脉期中度强化，静脉期进一步强化，呈延迟强化模式。结合患者的临床表现及典型影像特征，诊断为小肠吸收不良综合征。

临床要点

小肠吸收不良综合征是指各种原因引起的小肠消化、吸收功能障碍，以致引起营养缺乏的临床综合征。其生理过程、病因和发病机制非常复杂。有多种分类方法，通常按病因及发病机制分为原发性吸收不良综合征与继发性吸收不良综合征。前者包括乳糜泻（麦胶性肠病）以及热带口炎性腹泻，后者多见于一些胃肠手术后，如肠道炎症及肿瘤、胆管及胰腺疾病等。

吸收不良综合征可见于成年人及儿童,继发性较原发性多见。主要表现为显著腹泻,特别是脂肪泻、消瘦、营养不良和贫血。

【影像学表现】

1. X线造影表现 ①小肠扩张:多见于空肠,特别是空肠的中下部,扩张的程度与疾病的轻重有关。②分节现象:表现为小肠的囊状扩张与痉挛并存,以回肠为明显。对比剂进入小肠后立即出现分节现象者见于重症,而对比剂通过小肠后才出现分节现象者见于中重型。③液体潴留:由小肠分泌亢进所致,肠腔积气多时出现液平。因小肠张力低下及吸收障碍,分泌亢进,对比剂在肠腔内呈颗粒状不规则充盈缺损,或呈雪片状、絮状、块状。④黏膜皱襞变化:黏膜皱襞增厚,多为黏膜反应性水肿所致。黏膜皱襞不规则,数目减少或消失,多为黏膜肌层的功能异常所致。⑤小肠通过时间延迟:在初期,由于肠管的张力及运动亢进,通过较快;当张力和运动力低下时,通过延迟。小肠通过时间延迟的程度与病情的轻重成正比。⑥一过性肠套叠:非热带性小肠吸收不良在小儿中可出现一过性肠套叠,在X线上有典型的螺旋形皱襞。这种套叠范围小,为一过性,所以为非梗阻性。

2. CT表现 空、回肠局部肠壁增厚,肠腔扩张,可见多发小气-液平。

3. MRI表现 肠腔扩张、肠壁增厚、一过性肠套叠和肠梗阻、肠系膜淋巴结肿大、肠系膜血管改变。乳糜泻较为特异的表现为十二指肠黏膜皱襞减少、回肠黏膜皱襞增加。

小肠吸收不良综合征的X线诊断必须充分熟悉本病的分类,密切结合临床表现,仔细观察X线表现,从而得出较为科学而合理的诊断。

【鉴别诊断】

1. 肠梗阻 常见的影像学表现为腹部出现明显肠管扩张,肠管内出现积液,且积液与扩张肠管形成气-液平面。气-液平面的排列具有一定顺序,称为阶梯状气-液平面,即像楼梯一样,递增或递减,当观察到此类征象时即可诊断为肠梗阻。肠梗阻患者进行X光片检查时,需拍摄立位片及卧位片,双片对比进行观察,临床症状表现为腹痛、腹胀、无排气、无排便等。

2. 肠套叠 临床表现为腹痛、呕吐、黏液血便、腹部包块,影像学表现在钡灌肠上呈现杯口状充盈缺损、弹簧状钡影、套叠近端肠梗阻,多为不全梗阻,而CT征象为肠壁增厚肿胀、"同心圆征"或"靶征""套筒征"、肠壁增厚或占位或继发因素(肿瘤性病变、肠系膜肿大淋巴结、粪石、息肉或脂肪瘤等)。

三、小肠蛔虫病

病例 女,15岁,主诉:间歇性腹痛、腹胀20 d。全消化道造影,左侧中下腹肠管内可见多发蚯蚓状充盈缺损(图4-44)。

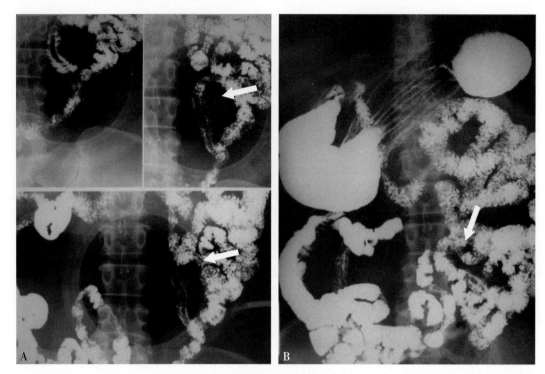

图4-44 小肠蛔虫病X线造影表现

诊断思路

15 岁女性,以"间歇性腹痛、腹胀 20 d"为主诉入院。查体:无阳性体征。全消化道造影发现左侧中下腹肠管内蚯蚓状充盈缺损,为肠道蛔虫的影像学征象。结合患者的临床表现及典型影像特征,诊断为小肠蛔虫病。

≪≪≪ 临床要点 ≫≫≫

小肠蛔虫病是由蛔虫的成虫寄生在人体小肠内而引起的一种常见的寄生虫病,经口吞入感染性蛔虫卵是主要传播途径,多好发于儿童,成人少见。儿童患者常以腹痛为主要症状,位于脐部,反复发作,不伴腹肌紧张和压痛,亦可以皮疹、腹泻、便秘、消化不良、异食癖为主要表现,常常误诊。

蛔虫在人体内寄生的数量不等,当寄生数量较多时,可产生明显的临床症状和体征。蛔虫及其代谢产物刺激、损伤局部肠黏膜,引起痉挛性收缩和平滑肌局部缺血,导致患者腹部不适和间歇性脐周痛。

【影像学表现】

1. X线造影表现 肠管内蚯蚓状充盈缺损,有时在虫体中央可见线条状钡影。当虫量多时,可表现为不甚规则、边缘不清的充盈缺损。

2. CT表现 蛔虫为软组织密度,与肠管CT值相似,在小肠没有阳性对比剂充盈时,很难发现蛔虫。在阳性对比剂的衬托下,当虫体与扫描层面平行时表现为相对低密度的细长条影,虫体吸收对比剂后,在虫体中央有细线样高密度,为虫体的消化道显影,这种表现较有特征性。当虫体与扫描层面垂直时,则表现为肠腔内圆形影,虫体吸收对比剂后,其内见小点状高密度,似"靶征"。蛔虫卷曲成团时则表现为肠管内的充盈缺损样软组织影,需与软组织肿块鉴别。增强扫描小肠壁有明显强化,虫体无强化,显影清晰。

3. 超声表现 蛔虫中央腔体呈低至中等回声,声像图肠管长轴切面可见蛔虫体壁呈两条平行的高回声亮线,经蛔虫中心的切面呈"三线"结构,未通过蛔虫中心的切面表现为"双线"结构,在声束与虫体垂直时表现更突出,还可发现圆头状结构内多发高回声虫齿。如实时超声图像显示虫体在肠腔内蠕动,则特异性更高。

4. MRI表现 通常表现为光滑、圆形或息肉状的肿块,可有溃疡,引起肠梗阻或闭塞。在增强的脂肪抑制扰相梯度回波图像上,转移灶呈中等偏高信号,与腹腔内脂肪低信号形成对比。

【鉴别诊断】

1. 小肠异物 消化道造影可表现为充盈缺损并随着消化道蠕动而移动,可因不同材质的异物而表现为混杂密度,重点需要结合患者异物吞咽史相鉴别。

2. 小肠息肉 消化道造影多表现为突出于肠壁的充盈缺损,带蒂,与肠壁相连,不会随肠道蠕动而移动。

3. 小肠肿瘤 小肠肿瘤特别是恶性肿瘤,多表现为腹部包块,管腔充盈缺损较大,基底宽,多呈菜花样,肠壁黏膜僵硬。

四、肠套叠

病例 男,45岁,主诉:上腹部不适4月余。全消化道钡餐造影,胃窦及十二指肠形态失常,局部管腔狭窄,十二指肠及近端空肠螺旋形走行(图4-45A~G)。CT横断位平扫、动脉期及静脉期,胃、十二指肠交界处管壁增厚,呈同心圆样改变,系膜血管受推移,增强肠腔内可见环形强化肠管影、肠系膜及血管影(图4-45H~J);CT冠状位及矢状位动脉期,清晰显示套叠肠管及其范围、狭窄程度等(图4-45K、L)。MRI横断位及冠状位T_2压脂相,胃体积增大,胃幽门处及十二指肠近段扩张,可见"同心圆征"(图4-45M~O);弥散加权成像,弥散未见受限(图4-45P);MRI增强,胃、十二指肠交界处异常信号中央见环形强化(图4-45Q)。消化道内镜示套叠肠管(图4-45R)。

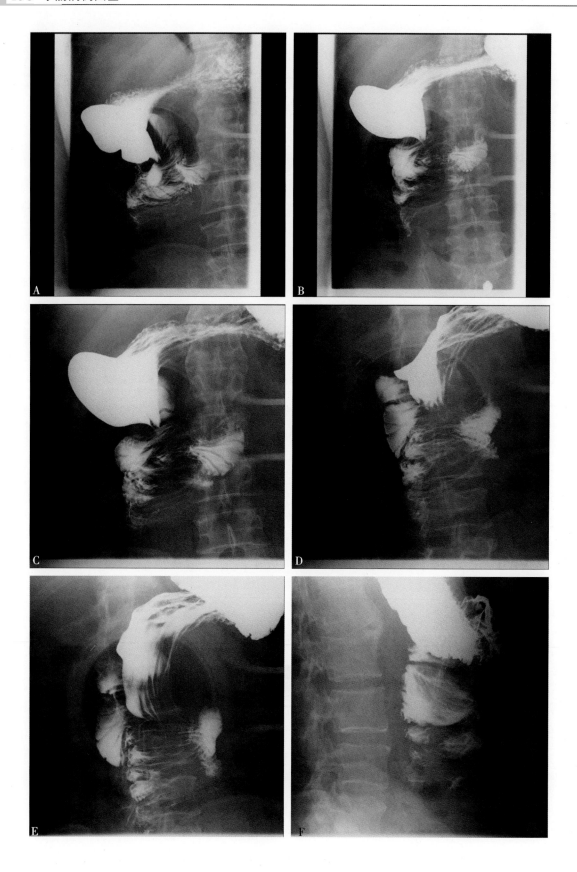

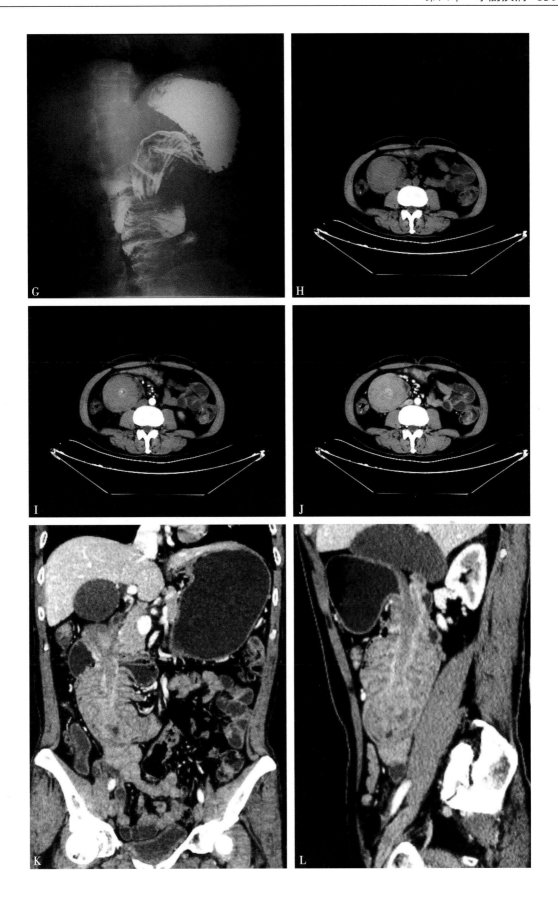

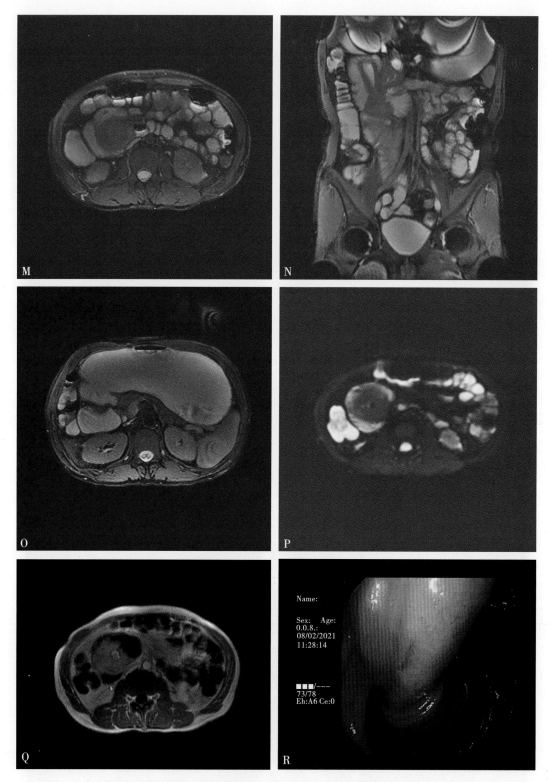

A～G. X 线造影；H. CT 横断位平扫；I. CT 横断位动脉期；J. CT 横断位静脉期；K. CT 冠状位动脉期；L. CT 矢状位动脉期；M、O. MRI 横断位 T_2 压脂相；N. MRI 冠状位 T_2 压脂相；P. DWI；Q. MRI 横断位；R. 消化道内镜

图 4-45　十二指肠肠套叠 X 线造影、CT、MRI 及内镜表现

诊断思路

45 岁男性,以"上腹部不适 4 月余"为主诉入院,查体:腹膨隆,右上腹压痛,余腹部柔软、无包块,肠鸣音正常。全消化道钡餐造影显示胃窦及十二指肠形态失常,局部管腔狭窄,呈螺旋形走行。CT 及 MRI 可见胃、十二指肠交界处管壁增厚,呈同心圆样改变,系膜血管受推移,增强扫描病变中央呈环形强化,结合患者的临床表现及典型影像特征,诊断为十二指肠肠套叠。

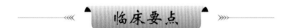

临床要点

婴幼儿肠套叠一般认为主要与饮食改变和食物刺激、局部解剖因素等引起的肠道痉挛、回肠末端集合淋巴小结增殖肥厚有关,而由器质性病变导致肠套叠者不到 8%。年龄较大的小儿肠套叠的病因主要与继发性因素有关,如一些肿瘤(非霍奇金淋巴瘤、错构瘤等)、息肉病、腹腔手术后等。成人肠套叠多为继发性,由器质性病变引起,以小肠套叠多见,常由良性病变伴发,相较结肠套叠则更多继发于恶性病变。按肠套叠方向,肠套叠可分为小肠-结肠型、小肠-小肠型、结肠-结肠型。引起成人肠套叠的病因众多,良性病变有平滑肌瘤、腺瘤、血管瘤、脂肪瘤、息肉、梅克尔憩室、炎性病变、术后粘连及肠动力性病变等,恶性病变有腺癌、淋巴瘤、肠道间质瘤、平滑肌肉瘤、转移瘤、类癌等。

【影像学表现】

1. X 线造影表现　管腔狭窄,具有较差的扩张性,用以排除气腹及肠梗阻,空气灌肠遇阻时可遇见杯口状影以及形态各异的软组织影,钡灌肠造影显示套入部远端呈杯口状充盈缺损。

2. CT 表现　肠套叠为一部分肠管嵌入或脱垂进入相邻下游肠管内。靶样或香肠状的腔内软组织密度团块,由于肠系膜套入,可见脂肪密度,即所谓肠内肠表现。成人肠套叠的特征性直接征象有以下几种。①"靶形征":一般为同心圆状,当套叠肠管长轴与 CT 扫描层面垂直时,肿块内可分辨出层样结构,口服高密度对比剂时,中央套入肠管内可见对比剂和周围含有脂肪的肠系膜,外层则为鞘部肠管。②"彗星尾征"或"肾形征":当套叠肠管长轴与 CT 扫描层面平行时,可出现"彗星尾征",为套叠近端肠系膜血管牵拉聚拢所致,常与"肾形征"相伴出现,"肾形征"为靶部游离缘与套入部近端肠管及肠系膜的 CT 斜切面图像,其中游离的鞘部呈弧形围绕套入部,状若肾脏轮廓,而套入部近段肠管及肠系膜状若肾蒂。③"旋涡征":由于套入部肠壁明显水肿、坏死或套入部肿瘤浸润周围肠系膜,而引起肠系膜血管受挤压,导致静脉回流障碍及静脉血管扩张,套入部肠壁充血水肿、变硬,形成不完全性肠梗阻,套叠以上肠管蠕动增强,可引起肠管代偿性扩张肥厚,可见肠系膜及血管纠集、迂曲,状如旋涡。其间接征象是肠壁增厚,肠梗阻及肠管扩张,邻近肠系膜增厚、模糊。

3. 超声表现　脐周、脐右上方横切面扫描显示"同心圆征""靶环征",外圆为鞘部,呈厚环形低回声,表面光滑完整,中心圆为套入部,呈强回声或强弱相间回声,边缘毛糙,为套入部肠管反折的浆膜及内层黏膜相互重叠挤压所致;纵切面扫查呈"套筒征""腊肠征",同样为外低内高回声结构,一端可见椭圆形的套头。儿童肠套叠声像图与成人相比,大体均呈"同心圆征",但成人表现更似"靶环征",且儿童肠套叠多发生于右下腹。

【鉴别诊断】

1.肠扭转 突发剧烈腹痛,CT 检查可见肠管和/或系膜血管呈顺时针或逆时针旋转,表现为特征性的"旋涡征",可伴有肠缺血改变。

2.腹内疝 直接征象"蘑菇征",闭祥肠管呈"C"形或"U"形,肠系膜血管牵拉增粗,系膜由疝环向肠管侧呈放射状表现;典型表现为"疝囊征",为小肠肠祥包裹在疝囊内。

3.肠道淋巴瘤 可表现为较长范围的肠壁弥漫增厚,可有动脉瘤样扩张表现,但无"腊肠征"或"同心圆征"。

参考文献

[1]王正元,刘衡,鲁宏.肠结核的 X 线钡剂造影及 CT 影像表现[J].新发传染病电子杂志,2020,5(4):265-267.

[2]MAGUIRE A,SHEAHAN K. Primary small bowel adenomas and adenocarcinomas-recent advances [J]. Virchows Archiv,2018,473(3):265-273.

[3]刘钟城,龙美春,肖志明,等.原发性小肠肿瘤临床特征分析[J].医学信息,2021,34(18):122-125.

[4]李开春,杜杰,程诗宇,等.小肠腺癌诊治进展[J].中国肿瘤临床,2016,43(13):585-588.

[5]李亮,隋梁,刘铮.原发性小肠腺癌临床诊治和病理特征分析[J].消化肿瘤杂志(电子版),2017,9(2):112-115.

[6]杨红兵,刘小琨,温从香,等.MSCT 在小肠肿瘤影像诊断中的价值探讨[J].中国医学计算机成像杂志,2019,25(1):48-52.

[7]杨斌,谢伟,何滨,等.CT 检查在黑斑息肉综合征诊断中的应用(附 8 例报告)[J].山东医药,2013,53(26):78-80.

[8]DANIELL J,PLAZZER J P,PERERA A,et al. An exploration of genotype-phenotype link between Peutz-Jeghers syndrome and STK1 1:a review[J].Fam Cancer,2018,17(3):421-427.

[9]VAN LIER M G,WESTERMAN A M,WAGNER A,et al. High cancer risk and increased mortality in patients with Peutz-Jeghers syndrome[J].Gut,2011,60(2):141-147.

[10]SAURIN J C,BENECH N,PIOCHE M. Management of small bowel polyps:from small to big[J]. Curr Opin Gastroenterol,2019,35(3):250-256.

[11]SINGH A,VIDYARTHI S H,KASLIWAL N,et al. Triple site intussusceptions in Peutz-Jeghers syndrome[J]. ANZ J Surg,2019,89(4):E153-E155.

[12]杨健,贾安平,梁秀兰.黑斑息肉综合征 6 例临床分析[J].右江民族医学院学报,2011,33(3):287-288.

[13]赵越,易飞.Peutz-Jeghers 综合征的临床及 CT 表现[J].医学影像学杂志,2019,29(1):108-111.

[14]HUANG G. Clinical diagnosis and treatment of primary small intestinal lymphoma[J]. Aging

Pathobiology and Therapeutics,2021,3(3):73-76.

[15]潘婷,张进.多层螺旋 CT 检查诊断小肠淋巴瘤的价值[J].常州实用医学,2019,35(1):28-29.

[16]KUMAR P,SINGH A,DESHMUKH A,et al. Imaging of bowel lymphoma:a pictorial review[J]. Dig Dis Sci,2022,67(4):1187-1199.

[17]WILLIAMS E A,BOWMAN A W. Multimodality imaging of small bowelneoplasms[J]. Abdom Radiol (NY),2019,44(6):2089-2103.

[18]李坚,黄楠,肖泽彬,等.小肠淋巴瘤的 CT 和 MRI 表现[J].临床放射学杂志,2015,34(11): 1784-1789.

[19]崔宁宜,王勇,郝玉芝,等.原发性小肠淋巴瘤的超声诊断价值[J].中国超声医学杂志,2015,31 (2):150-153.

[20]HODLER J,KUBIK-HUCH R A,VON SCHULTHESS G K. Diseases of the abdomen and pelvis 2018-2021:diagnostic imaging[M]. Cham (CH):Springer,2018.

[21]彭莹莹,王方园,杨振菼,等.原发性小肠恶性肿瘤的诊治研究进展[J].癌症进展,2019,17(3): 256-259,283.

[22]李君宇,夏利刚.小肠神经内分泌肿瘤的诊断和治疗进展[J].海南医学,2021,32(11): 1457-1460.

[23]MASSELLI G,GUIDA M,LAGHI F,et al. Magnetic resonance of small bowel tumors[J]. Magn Reson Imaging Clin N Am,2020,28(1):75-88.

[24]廖谦和,徐本文,夏康.转移性小肠肿瘤的临床病理学特征分析[J].中华普通外科杂志, 2021,36(10):787-788.

[25]王建辉,曲智伟.X 线造影下 34 例小肠肿瘤分析[J].基层医学论坛,2017,21(23):3107-3109.

[26]唐光健,秦乃姗.现代全身 CT 诊断学[M].4 版.北京:中国医药科技出版社,2019.

[27]王鹤松.小肠憩室的诊断与治疗[D].辽宁:大连医科大学,2020.

[28]申前程,范俊飞,张弘.小肠憩室的多层螺旋 CT 表现及误诊因素分析[J].中国当代医药, 2018,25(12):82-84,87.

[29]肖桂卿,郑晓红,林睿英,等.症状性 Meckel's 憩室 23 例的 CT 表现[J].福建医药杂志,2020,42 (4):43-46.

[30]HEIDE V D. Acquired causes of intestinal malabsorption[J]. Best Prac Res Clin Gastroenterol, 2016,30(2):213-224.

[31]屈昭慧,高雪梅,徐芸,等.麦胶性肠病的 MRI 表现二例[J].中华放射学杂志,2016,50(4): 311-312.

[32]KHAN M W,GHAURI S K. Small bowel Ascaris infestation:a diagnostic challenge[J]. Int J Gen Med,2016,9:99-101.

[33]臧贵明,杨路,付山峰,等.胶囊内镜确诊成人小肠蛔虫病一例[J].临床误诊误治,2010,23 (1):98.

[34]史小华,丁玲.高频超声对儿童肠道蛔虫症的诊断价值分析[J].检验医学与临床,2020,17 (10):1358-1361.

［35］OZOGUL B,KISAOGLU A,OZTURK G,et al. Adult Intussusception:clinical experience from a single center［J］. Indian J Surg,2015,77(suppl 2):490-494.

［36］李小强,王宁. 成人肠套叠临床诊治体会［J］. 中华普通外科杂志,2017,32(4):306-309.

［37］王小鹏,杨军. 成人肠套叠 MSCT 诊断及价值［J］. 医学影像学杂志,2015,25(5):857-860.

罕少见病例篇

第五章 十二指肠疾病

第一节 先天性十二指肠狭窄

病例 男,14 d。主诉(代诉):反复发作的呕吐 14 d。查体:上腹部稍膨隆。X 线钡剂造影正、侧位图像示十二指肠降部起始部呈线样狭窄,对比剂通过欠佳(图5-1B 箭头所示),十二指肠显示欠佳,十二指肠球部及胃充盈呈"钩"形,蠕动尚可,黏膜尚规整,未见明确龛影及充盈缺损等异常征象(图5-1A、B)。

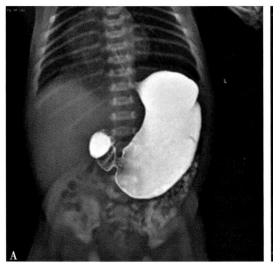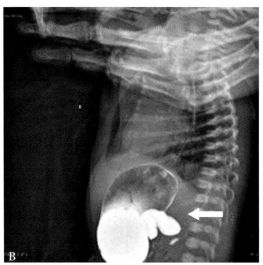

A. 正位图;B. 侧位图

图5-1 先天性十二指肠狭窄 X 线造影表现

诊断思路

患儿男性,以"反复发作的呕吐 14 d"为主诉入院,查体:上腹部稍膨隆。X 线造影示十二指肠降部起始部细线状狭窄,以远对比剂通过受阻,显示欠佳,十二指肠球部及胃管腔略扩张,延迟观察可见少许对比剂进入空肠。结合患者的临床表现及典型影像特征,诊断为先天性十二指肠狭窄。

临床要点

先天性十二指肠狭窄,常见于十二指肠第 2 段或第 3 段,并且伴有近段肠管扩张,是婴幼儿时期十二指肠梗阻的重要原因之一。常见类型为十二指肠隔膜狭窄(内源性)、先天性肠旋转不良及环状胰腺(外源性),少数为肠系膜上动脉综合征、肠重复畸形、Ladd's索带压迫十二指肠以及罕见的十二指肠前门静脉等血管畸形压迫造成的,可合并两种或两种以上的类型,临床多表现为反复发作性呕吐,呕吐物往往不含胆汁。

【影像学表现】

1. X线造影表现　上消化道造影显示钡剂在十二指肠淤滞,呈球形扩张,动态观察未见明显的蠕动及逆蠕动,改变体位,钡剂通过仍不顺利,胃肠造影表现为幽门处呈"鸟嘴征""线样征""肩样征"。

2. CT表现　十二指肠极度扩张,以降部、水平部明显多见,肠腔内多可见大量内容物充填,邻近结构受压左移,十二指肠水平部位于肠系膜血管前方;左上腹肠管可见聚集、粘连。

3. 超声表现　十二指肠隔膜狭窄可见十二指肠腔内隔膜样强回声带。

【鉴别诊断】

1. 先天性十二指肠闭锁　新生儿平片见十二指肠与胃扩张形成的"双泡征",临床多表现为呕吐出胆汁样胃内容物。

2. 单纯性肠扭转不良　先天性十二指肠狭窄肠梗阻呈进行性加重;单纯性肠扭转不良可呈间歇性,时好时坏,碘水造影和灌肠检查可显示小肠位置异常。

第二节　先天性十二指肠闭锁

病例　男,10 d,主诉(代诉):反复发作呕吐出胆汁样胃内容物10 d。查体:上腹部膨隆。腹部平片,胃腔-十二指肠扩张积气,呈"双泡征"改变(图5-2A);上消化道造影,胃腔-十二指肠扩张,对比剂无法顺利进入十二指肠降部,呈盲端改变,十二指肠及远端肠管无法显影(图5-2B)。

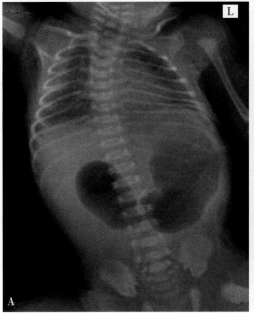
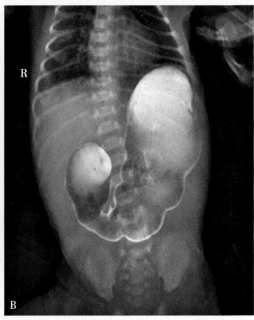

图5-2　先天性十二指肠闭锁X线造影表现

诊断思路

男性患儿,10 d,以"反复发作呕吐出胆汁样胃内容物 10 d"为主诉入院。查体:上腹部膨隆。十二指肠闭锁较典型的临床特点是胆汁性呕吐物,结合"双泡征"及十二指肠远端无法显影呈盲端改变的影像学表现,可诊断为先天性十二指肠闭锁。

临床要点

先天性十二指肠闭锁是较少见的消化道畸形。病变可位于十二指肠的任何部位,但以壶腹附近多见,且壶腹近侧较远侧多。先天性肠闭锁是最严重的消化道畸形之一,十二指肠闭锁及多数环形胰腺患儿的呕吐症状出现得早,多在新生儿期发病并确诊,呕吐物多为胆汁样胃内容物。

【影像学表现】

1. X 线造影表现 新生儿一般在出生后数分钟胃内即可见到气体,在特定时间内气体未能到达上述部位,应考虑消化道闭锁、严重狭窄或其他系统疾病。平片见十二指肠与胃扩张形成的"双泡征"。若为完全闭锁,则其他肠管内无气体存在。必要时可采用上消化道造影检查,新生儿多采用碘油造影,十二指肠远端于闭锁处突然消失,呈盲袋状,而腹部其他部位肠管聚集成团,未见充气。

2. CT 表现 十二指肠极度扩张,以降部、水平部明显多见,肠腔内多可见大量内容物充填,邻近结构受压左移,十二指肠水平部位于肠系膜血管前方;左上腹肠管可见聚集、粘连。

3. 超声表现 十二指肠膜式闭锁可见闭锁肠管,环形胰腺可见带状高回声环绕十二指肠降部。

4. 内镜表现 十二指肠降部可见风袋状隔膜,偏下侧可见小孔。

【鉴别诊断】

1. 幽门闭锁和隔膜 呕吐物不含胆汁。腹部立位 X 线平片只见胃扩张伴液平。钡剂检查可见梗阻部位在幽门窦部。

2. 先天性肥厚性幽门狭窄 呕吐物不含胆汁,且发病在生后 2~3 周。右上腹可触及橄榄形肿块。钡餐及 B 型超声均显示幽门管狭窄且延长。

参考文献

[1]唐燕,谢瑾,谷颖.胃肠超声造影诊断新生儿十二指肠膜式狭窄 1 例[J].临床超声医学杂志,2022,24(3):230,234.

[2]田蓉,彭清海,袁红霞,等.先天性小肠闭锁或狭窄的产前超声诊断分析[J].医学临床研究,2020,37(7):1026-1029.

[3]BETHELL G S, LONG A M, KNIGHT M, et al. Congenital duodenal obstruction in the UK:a population-based study[J]. Arch Dis Child Fetal Neonatal Ed,2020,105(2):178-183.

[4]CHEN Q J, GAO Z G, TOU J F, et al. Congenital duodenal obstruction in neonates:a Decade's

experience from one center[J]. World J Pediatr,2014,10(3):238-244.

[5] 吴建航,陈斌,凌文.高频超声诊断新生儿先天性十二指肠梗阻的价值[J].现代医用影像学, 2021,30(12):2200-2204.

[6] 何应梅.数字化胃肠造影在小儿胃肠道梗阻性疾病中的诊断及应用价值[J].实用医技杂志, 2021,28(11):1285-1287.

[7] 李炳,陈卫兵,王寿青,等.腹腔镜在小儿先天性小肠闭锁和狭窄诊治中的应用[J].中华胃肠外科杂志,2014,17(8):816-819.

[8] 易欣,高虹,李雪娇,等.先天性小肠狭窄及闭锁的超声诊断[J].中国医学影像学杂志,2016,24 (8):589-590.

[9] 周斌,戴冀斌.内镜下球囊扩张术治疗儿童先天性十二指肠膜式狭窄的临床疗效[J].数理医药学杂志,2016,29(5):638-640.

[10] 吴典明,崔旭,郭斌.先天性十二指肠闭锁与狭窄26例临床分析[J].福建医药杂志,2013,35 (4):20-22.

[11] 马文芳,刘婷,姚海平.新生儿先天性十二指肠闭锁的围手术期优质护理研究[J].中国社区医师,2018,34(29):157-158.

第六章 小肠疾病

第一节 小肠重复畸形

病例 1　女,1 岁,主诉:间断呕吐、腹胀 5 d。查体:右下腹稍膨隆,可扪及大小约 3 cm 质韧肿块,活动度欠佳。实验室检查:中性粒细胞载脂蛋白 180.3 ng/mL(↑)。CT 横断位平扫,右中腹见一囊壁均匀增厚的囊腔,囊腔内充满囊液(图 6-1A);CT 横断位动脉期可见囊壁呈不均匀强化,横断位静脉期可见囊壁全层不均匀持续强化(图 6-1B、C);CT 矢状位静脉期,囊腔位于回盲部肠腔外(图 6-1D)。超声显示腹腔内肠外类圆形厚壁含液囊腔(图 6-1E、F)。

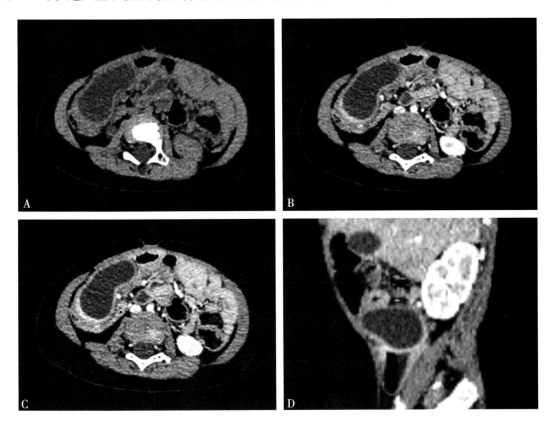

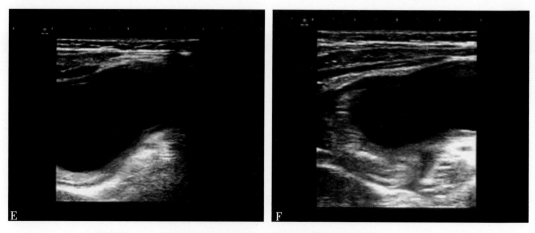

A. CT 横断位平扫；B. CT 横断位动脉期；C. CT 横断位静脉期；D. CT 矢状位静脉期；E、F. 超声

图 6-1　小肠重复畸形 CT 及超声表现

诊断思路

患儿女性，以"间断呕吐、腹胀 5 d"为主诉入院，查体：右下腹稍膨隆，可扪及大小约 3 cm 质韧肿块，活动度欠佳。实验室检查：中性粒细胞载脂蛋白增高。CT 示右中腹一不均匀厚壁囊性肿块，呈"腊肠样"，增强扫描显示囊壁中度不均匀性强化，囊腔内无分隔及壁结节，囊液密度均匀，囊性肿块不与肠管相通。结合患者的临床表现及典型影像特征，诊断为小肠重复畸形（肠外囊肿型）。

病例 2　男，3 岁。主诉：间断腹痛 2 d 。查体：腹平坦，右下腹压痛。CT 横断位平扫，盆腔右侧见一囊性包块，边界光整（图 6-2A）；CT 横断位动脉期，囊壁呈不均匀增厚，明显不均匀强化，腔内无明显分隔及壁结节（图 6-2B）；CT 横断位和冠状位静脉期，可见肠系膜血管走行于囊壁内（图 6-2C、D）。超声提示囊性包块内无血流信号（图 6-2E）。病理示小肠重复畸形段肠管：黏膜慢性炎（图 6-2F）。

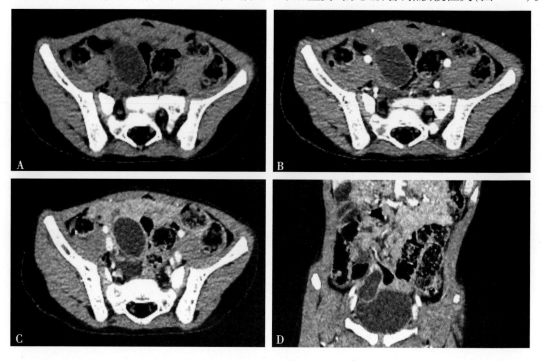

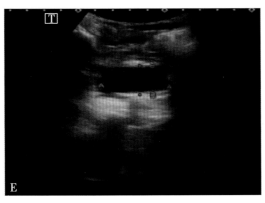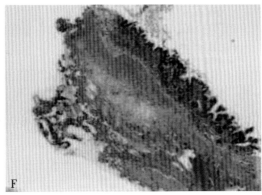

A. CT 横断位平扫；B. CT 横断位动脉期；C. CT 横断位静脉期；D. CT 冠状位静脉期；E. 超声；F. 病理

图 6-2　小肠重复畸形 CT、超声及病理表现

诊断思路

患儿以"间断腹痛 2 d"为主诉入院,查体:腹平坦,右下腹压痛,余腹部柔软、无包块,肠鸣音正常。超声提示盆腔囊性包块,CT 显示:盆腔偏右侧类圆形囊性低密度影,最大横截面积约 28 mm×20 mm。增强扫描显示:囊壁呈不均匀增厚,明显不均匀强化,腔内无明显分隔及壁结节,可见肠系膜血管走行于囊壁内。结合患者的临床表现及典型影像特征,诊断为小肠重复畸形(肠内/外型)。

临床要点

小肠重复畸形较为少见,表现为在正常消化道上附着有圆形或管形结构,由共同的血管供血。重复畸形可发生在消化道的任何部位,但多发生在回肠,其次为空肠、盲肠,偶发于十二指肠。小肠重复畸形按形态可分为 3 型。①肠内囊肿型:位于肠壁肌层或黏膜下,囊腔向肠腔突出。②肠外囊肿型:较多见,占 80%,位于肠管旁肠系膜侧缘,大多不与肠腔相通,仅少数有孔相通。③管状型:畸形与正常肠管平行,附着于肠系膜侧缘,多与附着的肠管交通。可能出现的临床表现主要有呕吐、腹泻、消化道出血以及腹部肿块等。

【影像学表现】

1. 超声表现　囊肿型多呈类圆形,位于系膜侧,形态规则,厚壁,光整,有一定张力,可探及 4 层结构(黏膜层、黏膜下层、固有肌层和浆膜层);管状型多呈管道状附着于肠壁外侧,多管壁僵硬、迂曲,腔内液体张力低,较正常肠管壁厚,少数囊壁可见点状钙化,周边及内部亦可见团块样钙化灶。

2. 上消化道造影表现　①直接征象:阳性高密度对比剂进入肿块内,多为管状型,形成"双管征",并可出现排空延迟。②间接征象:肠外囊肿型压迫正常肠管使之变形、移位,造成邻近肠管分离、间隙增宽。肠内囊肿型则显示为肠管内充盈缺损。

3. CT 表现　囊肿型平扫多表现为低密度囊肿,少数合并囊内出血而呈高密度,与主肠管相通者囊内可见气体。囊肿大小不一,可为圆形、管形或圆形管形复合型。囊壁较相邻肠壁厚,增强后囊壁均匀强化,囊内无强化,囊壁部分可见钙化,为壁层坏死或腔内液体淤积所致,部分病变增强CT上还可观察到典型的双环"晕轮征",即内环为囊壁水肿黏膜和黏液组成的低密度环,外环为完整肌层构成的高密度环。管状型则与主肠管平行走行,多在远端可与主肠管相通。

4.放射性核素检查 部分病例消化道重复畸形内含有异位胃黏膜,与正常胃黏膜一样对 $^{99m}TcO_4^-$ 具有摄取和分泌的作用,其典型显像与胃同步或稍迟于胃显像,且和胃有相同变化的浓聚,可确诊。

【鉴别诊断】

1.梅克尔憩室 位于中下腹,肠系膜对侧。表现为小囊肿,多为圆锥形。50%~60%有异位胃黏膜,明显高于小肠重复畸形伴发率。

2.系膜、网膜囊肿 囊肿壁薄,甚至看不到囊壁、单房,其间可有分隔。

3.腹腔囊性畸胎瘤 以囊性成分为主,但含有不同程度的软组织、脂肪或钙化成分。

4.淋巴管瘤 有沿腔隙生长的特点,一般小病变的占位效应不明显,大的囊肿则有明显占位改变。CT表现为边界清楚、壁薄、多房囊性包块,有分隔,囊内可为水样密度或负CT值(乳糜液),合并感染或出血时CT值可增高,并见液体分层;增强扫描囊内有肠系膜血管显影时诊断本病可靠性较大。

第二节 肠旋转不良

病例1 男,46岁。主诉:出生后间断腹痛40余年,加重1个月。查体:营养不良貌,皮肤弹性差。全消化道钡餐造影示十二指肠远段肠管向右下移位,小肠位于右侧腹腔(图6-3A、B)。CT横断位显示小肠积聚于右侧腹腔内,大部分结肠位于左腹部,可见肠系膜上动脉、肠系膜上静脉前后异位(图6-3C、D)。超声示肠系膜上动脉、肠系膜上静脉、肠管及肠系膜等旋转异常,呈"旋涡征"(图6-3E、F)。

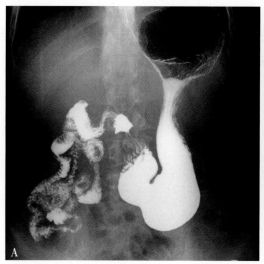
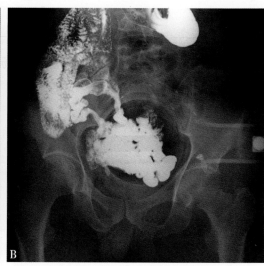

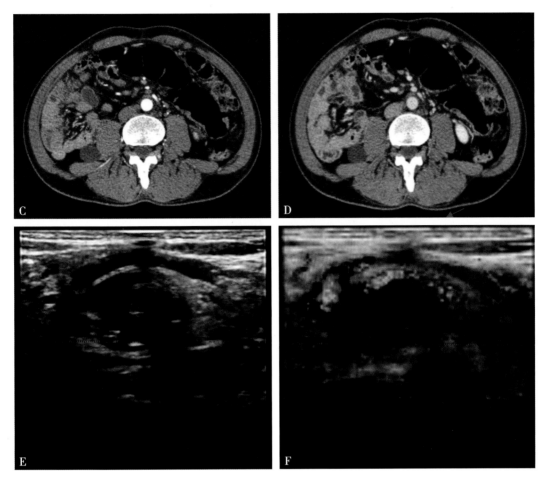

A、B. X 线造影;C. CT 横断位动脉期;D. CT 横断位静脉期;E、F. 超声

图 6-3 先天性肠旋转不良 X 线造影、CT 及超声表现

诊断思路

46 岁男性,以"出生后间断腹痛 40 余年,加重 1 个月"为主诉入院,查体:营养不良貌,皮肤弹性差,腹平坦、柔软,未触及包块。患者病史较长,消化道造影显示十二指肠空肠连接处位置异常,多在右上腹部,回盲部位于左侧,肠系膜上动脉、肠系膜上静脉、肠管、肠系膜等旋转异常,呈"旋涡征"。结合患者的临床表现及典型影像特征,诊断为肠旋转不良。

病例 2 男,3 d。主诉:反应差、呕吐 2 d,加重 12 h。查体:上腹部稍膨隆。肠系膜及肠管围绕肠系膜上动脉旋转,肠系膜上动脉、肠系膜上静脉位置关系紊乱异常,呈"旋涡征"(图 6-4A、B)。钡灌肠显示横结肠、降结肠及回盲部旋转不良异位,回盲部位于上中腹部(图 6-4C)。

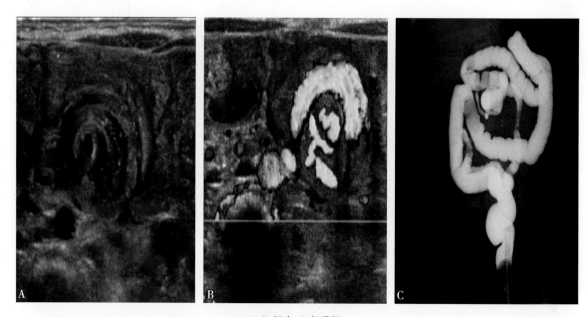

A、B. 超声；C. 钡灌肠

图6-4 先天性肠旋转不良超声及X线造影表现

诊断思路

患儿男，3 d，以"反应差、呕吐2 d，加重12 h"为主诉入院，查体：上腹部稍膨隆。超声示上腹部一"螺旋状"包块，为肠系膜上静脉、肠系膜及肠管围绕肠系膜上动脉旋转450°形成，呈"旋涡征"。钡灌肠显示横结肠、降结肠及回盲部旋转不良异位，回盲部位于上中腹部。结合患者的临床表现及典型影像特征，诊断为肠旋转不良。

病例3 男，24岁。主诉：腹胀1年余，加重1个月。查体：腹部稍膨隆。空肠大部位于右侧腹部，回肠大部位于左中下腹部，回肠末端向左侧与升结肠相连，盲肠及升结肠中下段位于左腹部，肠管无明确狭窄及扩张（图6-5）。

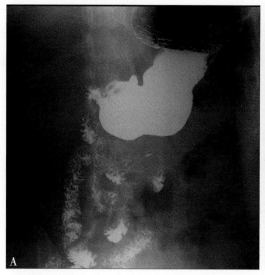
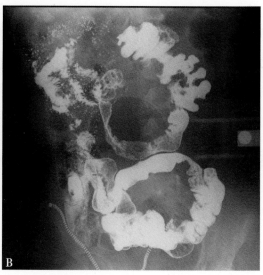

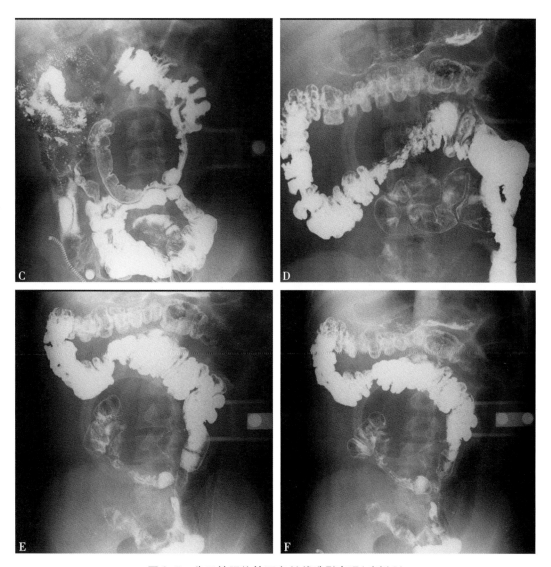

图6-5 先天性肠旋转不良X线造影表现(病例3)

诊断思路

24岁男性,以"腹胀1年余,加重1个月"为主诉入院。X线造影示空肠大部分位于右侧腹部,而回肠大部位于左中下腹,影像学表现典型,符合肠旋转不良。

病例4 女,2岁。代诉:呕吐3 d,加重6 h。查体:腹部稍膨隆。消化道造影,十二指肠水平部远段及近段空肠走行迂曲呈螺旋状,对比剂通过该段时明显延迟。所见空肠大部位于右侧腹部(图6-6)。

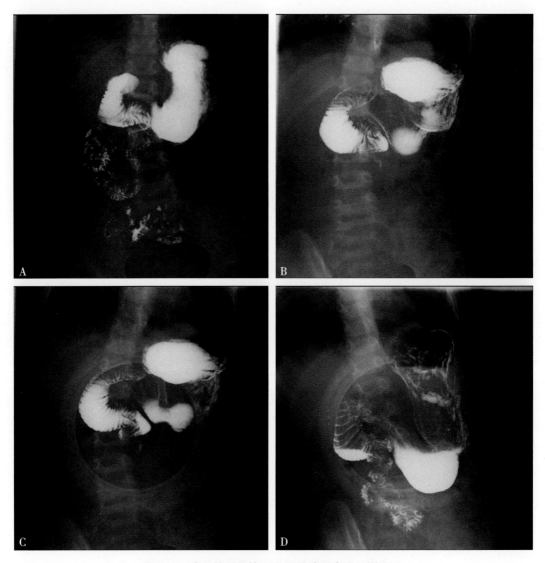

图6-6　先天性肠旋转不良X线造影表现(病例4)

诊断思路

　　患儿,女,2岁,以"呕吐3 d,加重6 h"为主诉入院。消化道造影示十二指肠水平部远段及近段迂曲呈螺旋状,空肠大部位于右腹,符合肠旋转不良。

临床要点

　　大多数先天性肠旋转不良发病于新生儿期,成人时才出现症状的罕见,极少数患者可终身无任何症状。先天性肠旋转不良是指胎儿在发育过程中,中肠(即十二指肠至横结肠中部,由肠系膜上动脉供给血运的肠段)旋转过程发生障碍,所遗留的肠道解剖位置的畸形。常见的畸形有肠的不旋转、肠旋转不良、肠逆向旋转、盲肠下降异常。在婴幼儿时期常出现不完全性和间歇性的高位梗阻症状,偶尔梗阻为完全性而不能缓解。其表现可为慢性腹痛、腹胀、呕吐、便秘或腹泻。

【影像学表现】

1.X 线造影表现　常见于十二指肠高位梗阻,为部分性梗阻,表现为胃及十二指肠第一、二段扩张,小肠气体少或无气体,少数出现低位梗阻的表现,显示多个充气扩张的肠曲和液平。

2.钡剂灌肠表现　盲肠位置异常,可位于右上腹、右中腹,或横结肠肝曲仍在右上腹,而升结肠向左折;中段肠管旋转不良时全部结肠位于左腹部,末端回肠从右向左进入盲肠。盲肠活动度大也提示肠旋转不良。

3.CT 表现　胰头下方肠系膜根部类团块影,呈典型条形软组织影,以肠系膜上动脉为轴心盘旋状排列的"旋涡征"。并且肠系膜上静脉与动脉血管位置均呈现异常表现,肠系膜血管为整个团块的中间部位。增强扫描可明确观测到"换位征"表现。

【鉴别诊断】

1.十二指肠狭窄或闭锁　全消化道钡餐检查可显示胃及十二指肠高度扩张,但无盲肠及升结肠位置异常,CT 或 B 超检查亦无肠系膜上血管分布异常表现。

2.环状胰腺　全消化道钡餐检查显示十二指肠降部狭窄,但十二指肠悬韧带、小肠及结肠位置正常,胃及十二指肠无扩张,增强 CT 十二指肠降部可见强化的胰腺组织包绕。

3.肠系膜上动脉综合征　全消化道钡餐检查示十二指肠水平部钡柱垂直中断,呈"笔杆征",受阻近端肠管可出现顺逆蠕动构成的"钟摆运动",俯卧位时钡剂可顺利通过,逆蠕动消失,但无肠管异位表现,同时血管造影可计算肠系膜上动脉与主动脉的夹角。

第三节　小肠闭锁或肠狭窄

病例　女,胎龄 36^{+1} 周,生后 30 min。主诉(代诉):发现肠管发育异常 4 月余。查体:腹稍膨隆。立位腹平片,胃、十二指肠及空肠肠腔积气,形成"三泡征"(图 6-7A)。超声显示,胃、十二指肠降部及水平部增宽,张力增高,内容物潴留,十二指肠降部宽约 27.8 mm,水平部宽约 14.8 mm,水平部内可见频繁逆蠕动,远段肠管内未见明显内容物回声(图 6-7B、C)。术后上消化道造影,对比剂进入小肠,左腹部小肠显示可(图 6-7D)。

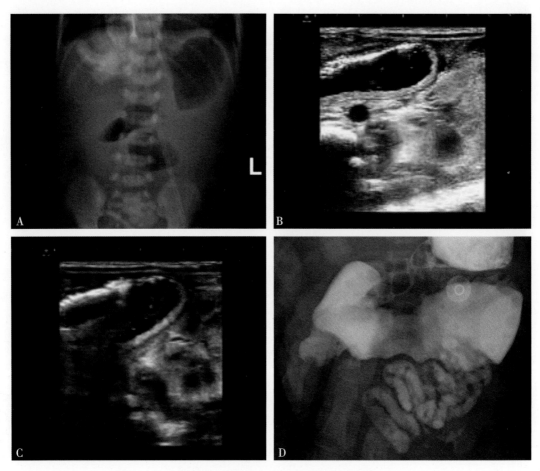

A.腹部立位平片;B、C.超声;D.术后 X 线造影

图 6-7　先天性小肠闭锁 X 线及超声表现

诊断思路

　　患儿,女性,以"发现肠管发育异常 4 月余"为主诉入院,查体:腹稍膨隆。立位腹平片示胃、十二指肠及空肠肠腔积气,形成"三泡征",结合患者的临床表现及典型影像特征,诊断为小肠闭锁。

临床要点

　　先天性肠闭锁或狭窄是胚胎期肠管发育在再管化过程中部分肠道终止发育造成的肠腔完全或部分阻塞,完全阻塞为闭锁,部分阻塞为狭窄。肠道任何部位都可以发生肠闭锁或狭窄。肠闭锁最多见于回肠及空肠下部,其次是十二指肠及空肠近端;肠狭窄以十二指肠最多见,回肠较少。肠闭锁可分为 4 型。①Ⅰ型:隔膜闭锁。②Ⅱ型:盲端闭锁。③Ⅲa 型,盲端闭锁,肠系膜分离;Ⅲb 型,苹果皮样闭锁。④Ⅳ型:多发性闭锁。肠狭窄可分为膜性狭窄与管性狭窄。肠闭锁症状出现早,以呕吐、腹胀、无胎便为主要特征。闭锁位置越高,呕吐出现越早;闭锁位置越低,腹胀的程度越明显。呕吐物常含胆汁。

【影像学表现】

1. 超声表现　闭锁近端肠管扩张积液,远端小肠及结肠萎瘪,肠腔内未见明显肠管内容物及气体反射强回声。Ⅰ型小肠闭锁肠壁未见连续性中断,扩张与萎瘪交界处可见漂浮的带状等回声隔膜,动态观察肠管内容物完全不能通过;非隔膜型小肠闭锁肠壁连续性中断,闭锁两端呈盲端。

2. X线表现　可出现"双泡征",即胃和十二指肠球充气扩张,各形成一个大的气泡,其他肠内无气体。甚至出现"三泡征":空肠充气扩张形成第三个气泡。低位闭锁时,中上腹部见多个大小不等的阶梯状液平面,液平上方肠管积气扩张,下腹部肠管内无气体。

3. 上消化道碘水造影表现　闭锁盲端均呈"风兜状",对比剂不能通过,胃及近端肠管高度扩张,蠕动增强,并见逆蠕动或胃食管反流。愈近闭锁部位肠管扩张愈明显、液平面愈宽大。

4. 碘水灌肠造影表现　可表现为胎儿型结肠:结肠各段管径细小,结肠袋消失,而结肠框及结肠壶腹部形态正常。或表现为结肠宽径接近正常,结肠袋减少或消失,结肠框形态僵直。

5. CT表现　平扫可见胃腔、十二指肠或部分空肠显著充气扩张,并见气-液平面,闭锁端呈突然截断征象,下腹部肠管致密无气,聚集成团;CT增强扫描可以观察肠系膜上动脉、肠系膜上静脉血管的走行。

【鉴别诊断】

1. 先天性肥厚性幽门狭窄　发病较晚,呕吐物不含胆汁,平片无"双泡征",胃肠造影表现为幽门呈"鸟嘴征""线样征""肩样征"等。

2. 先天性全结肠型巨结肠　碘水灌肠,肠闭锁者为细小结肠,管壁柔软,呈蚯蚓样改变,拔管后碘剂可排空;而巨结肠管壁僵硬,拔管后碘剂不能及时排空,患者可有少量正常粪便。

3. 环状胰腺　是指胰腺组织以环状或钳状包绕十二指肠致其梗阻的一种先天性畸形。也可出现胆汁性呕吐,造影显示十二指肠球部明显扩张,梗阻部位形态多为钝状,中心可见小尖端("寿桃征")。

4. 单纯性肠旋转不良　肠梗阻症状多呈间歇性,常有反复腹痛、呕吐病史。造影可发现小肠位置异常,部分梗阻远端尖突,有的还在尖突的远段出现螺旋形向下走行。

第四节　短肠综合征

病例　男,29岁。主诉:小肠切除术后10余年。查体:舟状腹、腹壁术后改变。实验室检查:血红蛋白68 g/L(↓),平均红细胞体积69.3 fL(↓),平均红细胞血红蛋白浓度266 g/L(↓)。CT横断位平扫和增强动脉期,小肠部分切除术后,局部小肠长度明显减短(图6-8A、B);小肠部分肠腔扩张积液,小肠少气征象,结肠肠腔扩张积气,局部管壁增厚呈不均匀强化(图6-8C、D)。消化道造影,小肠长度变短,管腔增宽,钡餐后管腔内呈雪花状改变(图6-8E);腹部平片示,小肠呈少气征象,结肠内气体增多(图6-8F)。

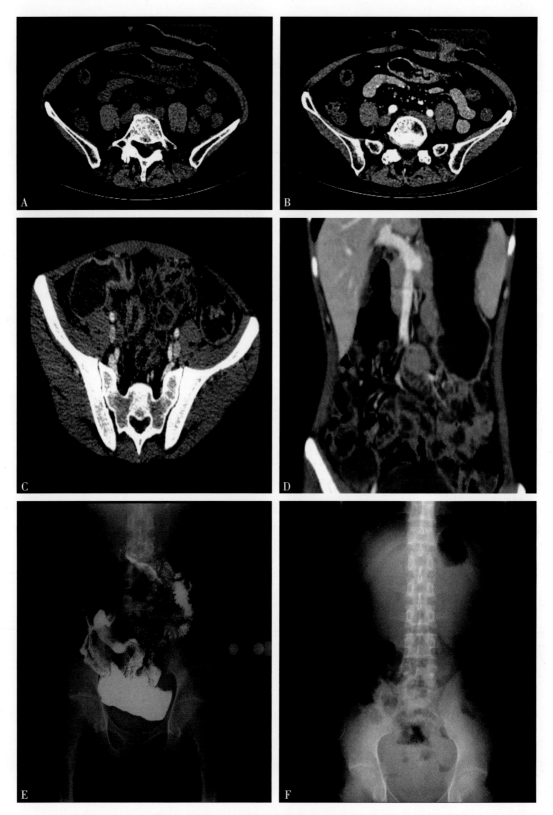

A. CT 横断位平扫；B. CT 横断位动脉期；C. CT 横断位静脉期；D. CT 冠状位静脉期；E、F. X 线造影

图 6-8　短肠综合征 X 线造影及 CT 表现

诊断思路

29 岁男性,以"小肠切除术后 10 余年"为主诉入院,查体:舟状腹、腹壁术后改变。实验室检查:血红蛋白降低,平均红细胞体积降低,平均红细胞血红蛋白浓度降低。患者消化道造影显示对比剂通过小肠增快,小肠内肠液增多,对比剂呈雪花状及斑点样改变。CT 示小肠部分肠腔扩张积液,小肠少气征象,结肠肠腔扩张积气,局部管壁增厚呈不均匀强化。结合患者的临床表现及典型影像特征,诊断为短肠综合征。

临床要点

短肠综合征是由不同原因造成小肠吸收面积减少而引起的一个临床症候群,多由广泛小肠切除、小肠短路手术造成保留肠管过少,营养物质的吸收障碍、腹泻和营养障碍。严重者可危及患者生命。临床症状主要表现为腹泻、胃液高分泌状态及消化性溃疡、营养障碍、肠道高草酸和肾结石、细菌过度生长。

【影像学表现】

1. X 线表现 常有小肠少气征象,短肠越严重小肠气体越少。因患者虚弱,卧床体位不利于吞咽的空气排出,如虚弱卧床患者小肠无气,则剩余小肠可能很短,然而结肠可充气较多,形成对比。有时可见舟状腹。

2. 消化道造影表现 可显示小肠长度明显减短,对比剂显影通过小肠速度快,很快到达结肠,胃液分泌过多,小肠内造影呈雪花状、斑点状改变。

3. CT 表现 小肠长度减短,小肠扩张积液,结肠内稍扩张积气,局部管壁稍增厚,增强后管壁呈明显强化。

【鉴别诊断】

1. 肠结核 发病年龄较轻,既往多有其他器官结核史,好发于回盲部。但增生性肠结核,由于大量结核性肉芽肿和纤维组织增生,肠壁变厚、变硬,易与盲肠癌混淆,须做病理活检才能明确诊断。X 线钡餐检查,可发现病灶处的激惹现象或跳跃现象,对诊断有帮助。

2. 肠梗阻 常见的影像学表现为腹部出现明显肠管扩张,肠管内出现积液,且积液与扩张肠管形成气-液平面。气-液平面的排列具有一定顺序,称为阶梯状气-液平面,即像楼梯一样,递增或递减。当观察到此类征象时,即可诊断为肠梗阻。肠梗阻患者进行 X 光片检查时,需拍摄立位片及卧位片,双片对比进行观察,临床症状表现为腹痛、腹胀、无排气、无排便等。

第五节 肠气囊肿症

病例 男,32 岁。主诉:腹痛、恶心、呕吐 1 d。查体:上腹部压痛、肠鸣音亢进、腹部肌紧张。实验室检查:血红蛋白 98 g/L(↓),平均红细胞体积 63.9 fL(↓),平均红细胞血红蛋白浓度 310 g/L(↓)。腹部平片,右侧腹腔内可见多发葡萄串样低密度含气囊腔(图 6-9A);CT 横断位、冠状位及矢状位平扫(肺窗),回肠末端肠腔内外及系膜可见多个含气囊腔低密度影,呈蜂窝状,其间多发厚薄不均间隔形成(图6-9B~D)。小肠大体标本,肠壁浆膜面呈囊泡样改变(图6-9E)。病理示黏膜下及浆膜下较多囊泡样结构(图6-9F)。

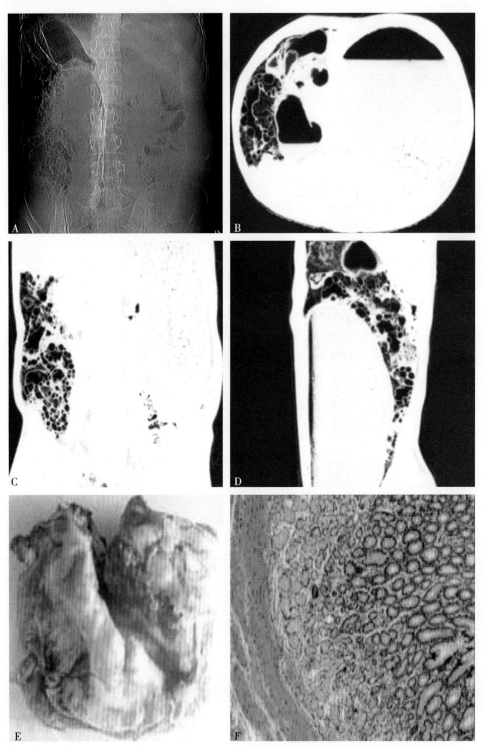

A.腹部X线平片;B.CT横断位平扫(肺窗);C.CT冠状位平扫(肺窗);D.CT矢状位平扫(肺窗);
E.大体标本;F.病理

图6-9 肠气囊肿症(混合型)表现X线、CT及病理表现

诊断思路

32 岁男性,以"腹痛、恶心、呕吐 1 d"为主诉入院,查体:上腹部压痛、肠鸣音亢进、腹部肌紧张。实验室检查:血红蛋白降低,平均红细胞体积降低,平均红细胞血红蛋白浓度降低。入院诊断为"上腹部胀痛原因待查"。腹部平片见右侧腹腔内多发葡萄串样低密度含气囊腔,肺窗下可观察到肠腔内外及系膜多个大小不一簇状含气囊腔,其间多发厚薄不均间隔形成。结合 X 线及 CT 表现,容易作出"肠气囊肿症"的诊断。

临床要点

肠气囊肿症是指以肠壁或系膜上有多个黏膜下或浆膜下气囊肿单发或多发含气囊肿为特征的一种疾病,又称为囊性淋巴积气症、腹膜淋巴积气症、肠气囊肿、肠大气肿等。该病病因和发病机制尚不明确,可能的发病机制有机械学说、细菌学说、肺源性学说及营养失调学说等。肠气囊肿症根据肠壁积气分布不同可分为 3 型:Ⅰ型(浆膜下型)、Ⅱ型(黏膜下型)和Ⅲ型(混合型)。

肠气囊肿症多见于回肠,浆膜下囊肿较黏膜下气囊肿为多见,形如淋巴管瘤或肥皂泡状,直径为数毫米至数厘米,可以簇杂在一起,亦可呈节段状分布。囊壁薄,囊与囊间的气体不流通,以氮气为主。

本病可发生于任何年龄,中青年男性多见。该病缺乏特异性的临床表现,多表现为腹胀、腹泻、腹痛等非特异性消化道症状,严重者可表现为急腹症、脓毒性休克等。并发症包括自发性气腹、肠出血、肠穿孔及门静脉系统气体栓塞等,极少有癌变风险。

【影像学表现】

1.X 线平片表现 ①一般可见肠管内极低密度影,呈葡萄串珠形,常聚集成团,或孤立存在于小肠,肠曲内积气,肠壁和气囊壁之间可见双层边缘影;②若囊肿破裂可出现膈下游离气体;③腹腔内气体较多时可形成间位肠曲。

2.X 线造影表现 可见肠腔内有多发的半圆形充盈缺损,边缘光整,切线位显示病变沿肠壁排列成线形或串珠形,形态经挤压可变化,改变体位气体位置无明显变化。

3.CT 表现 ①混合型,肠腔内外可见多个含气低密度影;②浆膜下型表现为肠腔外单个或多个类圆形空泡影,部分呈簇状,大小不一;③黏膜下型表现为肠腔内沿肠壁单个、多个呈串珠样排列、条带状或环形的低密度气体影,部分可见肠壁分离,呈"双层征";④合并游离气体的腹腔脂肪间隙清晰,内可见点状、片状低密度影。

4.超声内镜表现 病变处肠壁黏膜层回声正常,结构连续完整。黏膜下层可见半环形或板状高回声结构,后方伴有声影,其下方可见无回声囊状结构,囊的后壁由于囊内气体引起的衰减而显示不清,有些囊内可见分隔。

5.消化内镜表现 镜下观为半球形隆起或线性隆起,基底较宽,无茎蒂,表面光滑,直径数毫米至数厘米不等,可聚集成团,沿肠壁分布。囊肿上覆黏膜一般正常,部分表面可有充血、糜烂情况。若其位于黏膜下,囊壁较薄,发白透亮。气囊肿触之柔软有弹性,取活检若戳破囊壁则囊肿塌陷,释放出气体。

  CT 目前为诊断肠气囊肿症的最佳影像学手段,多层螺旋 CT 薄层扫描对病变定位、定性诊断有较高价值,并且能够清晰显示邻近脏器及周围脂肪间隙的变化,对肠气囊肿症的诊断具有很高的准确率。由于病变以气体为主,在常规窗宽、窗位下 CT 很难区分病变内气体、肠腔内气体、腹腔游离气体及脂肪,故需采用大窗宽、小窗位的气腹窗或肺窗,才能更加清晰地显示病变。

【鉴别诊断】

  1. 消化道穿孔 常伴随肠液外溢,周围脂肪间隙模糊,腹膜炎症状明显,局部胃肠壁增厚、水肿;肠气囊肿症游离气腹时,无肠液外渗,无腹膜刺激征,而且游离气体明显多于消化道穿孔。

  2. 多发结肠憩室 多表现为突出肠道轮廓外密度不均的软组织密度影或肠壁外突的小圆形含气影,消化道造影可见多发憩室形成,合并感染时周围脂肪间隙密度增高,可见条索影,局限肠壁增厚,部分憩室内可见钙化灶或粪石。

  3. 缺血性肠病肠壁积气 为肠壁坏死的特异征象,往往发生于晚期,肠壁内点状或细线样气体密度影,无明确囊壁,急腹症表现明显,常伴有胃肠壁节段性增厚、门静脉系统积气及栓塞。

第六节　黑斑息肉综合征

  病例 女,33 岁,主诉:间断腹痛、呕吐 3 个月,加重 4 d。查体:腹部柔软,压痛,未触及包块。实验室检查:红细胞计数 $4.24×10^{12}/L$(↓),血红蛋白 102 g/L(↓),平均红细胞体积 78 fL(↓),平均红细胞血红蛋白含量 24 pg(↓),平均红细胞血红蛋白浓度 308 g/L,总蛋白 61.4 g/L(↓),白蛋白 32.4 g/L(↓),C 反应蛋白 10.50 mg/L(↑)。CT 横断位平扫,左中腹空肠近段肠管内见多发大小不一类圆形软组织密度结节影,密度均匀,边界清,与周围肠管密度相近,部分显示不清(图 6-10A);CT 横断位动脉期,息肉呈明显均匀强化,清楚显示息肉位于肠腔内,与邻近肠壁关系较清晰,肠周见积液影(图 6-10B);CT 横断位静脉期,下腹部局部肠管呈同心圆样改变,其近、远端小肠水肿增厚,邻近系膜区淋巴结增大(图 6-10C、D);CT 冠状位及矢状位静脉期,清晰显示息肉的形状、大小及位置(图 6-10E、F)。结肠镜,回盲部见一息肉,截面面积大小约为 0.6 cm×0.6 cm,黏膜表面光滑,基底部有亚蒂(图 6-10G)。病理示符合黑斑息肉(图 6-10H)。

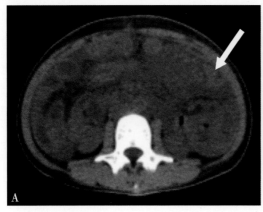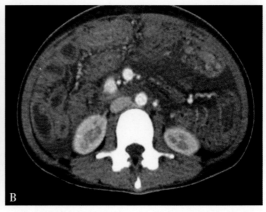

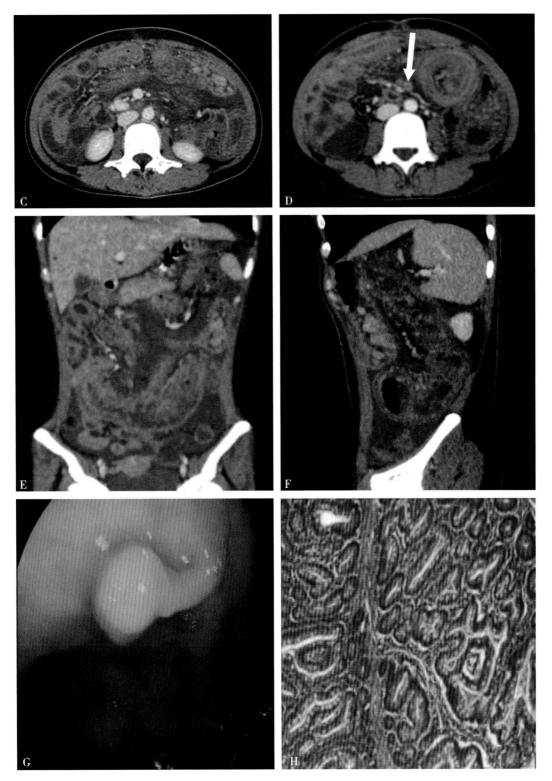

A. CT 横断位平扫；B. CT 横断位动脉期；C、D. CT 横断位静脉期；E. CT 冠状位静脉期；F. CT 矢状位静脉期；
G. 结肠镜；H. 病理

图 6-10 黑斑息肉综合征 CT、结肠镜及病理表现

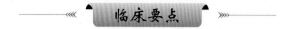

诊断思路

33 岁女性,以"间断腹痛、呕吐 3 个月,加重 4 d"为主诉入院,查体:腹部柔软,压痛,未触及包块。CT 检查发现左中腹空肠近段肠管内多发大小不一类圆形软组织密度结节影,密度均匀,边界清,与周围肠管密度相近,增强呈明显均匀强化,下腹部另见局部肠管呈同心圆样改变,近、远端小肠水肿增厚,邻近系膜区淋巴结增大,考虑为较大息肉所致肠套叠。该患者实验室检查为贫血表现,结肠镜所见息肉黏膜表面光滑,综合考虑为黑斑息肉综合征。

临床要点

黑斑息肉综合征(Peutz-Jeghers syndrome),简称 P-J 综合征。该病是一种常染色体显性遗传病,其发病率为 1/280 000 ~ 1/8 300。19 号染色体的 STK11 抑癌基因突变易患该病。该病具有三大临床特点:①患者口唇黏膜、手掌、会阴等处可见斑片状多发黏膜黑斑;②患者胃肠道多发息肉病且以小肠分布为主;③患者呈家族式患病,多可在直系亲属中发现该病患者。该病的临床症状主要来源于胃肠道多发息肉所产生的表现,一般症状主要有腹胀、腹痛、大便改变等,随着息肉数量及体积的增加,肠套叠、肠梗阻等并发症状也经常会出现。该病所产生的息肉及其伴随症状并不会随着临床干预而消失,而是会反复发作,因此有必要对其制订长期的诊治计划。口唇黏膜周围具有斑片状黑斑是其特征性临床表现,有此临床表现的患者应怀疑患有该病,之后应进行辅助检查以确定是否存在胃肠道息肉。

【影像学表现】

1.内镜表现　内镜检查可见肠管壁黏膜充血肿胀。息肉数目多,有蒂或无蒂,表面光滑或呈桑葚状、分叶状,有充血、水肿、糜烂、出血等。绝大多数认为是错构瘤性息肉。

2.X 线造影表现　因为本征的息肉可散在地分布整个消化道,所以,对发现皮肤黏膜有色素斑的可疑患者,必须做胃肠钡餐造影和钡剂灌肠双重对比造影。X 线造影表现为气钡双重造影上息肉清楚地显示为边界锐利的圆形肿块影,带蒂息肉则呈蘑菇状影。

3.CT 表现　典型错构瘤性息肉由于含有较多树枝状分布的平滑肌成分,在 CT 平扫时密度不均,中心区域可有不规则或辐射状稍高密度影,主要由平滑肌成分所致,这是 P-J 综合征息肉与其他息肉鉴别的主要特点,但由于息肉一般较小等原因该征象并不常见。息肉 CT 平扫呈软组织密度,CT 值 30 ~ 50 Hu,增强扫描明显强化,动脉期 CT 值 70 ~ 90 Hu,门脉期 80 ~ 110 Hu,息肉较小时一般密度均匀,较大时可密度欠均,部分病灶可见斑点状缺血坏死灶。当息肉直径大于 1.5 cm 时,易发生肠套叠。

MSCT 三维重建技术有利于观察息肉的位置、大小、形态及周围组织的关系。

【鉴别诊断】

家族性腺瘤性息肉病:主要表现为结肠内多发腺瘤性息肉,其数量不等,常达百个至数千个,一般以百个以上为诊断标准,而 P-J 综合征息肉数量一般只有数十个,CT 表现为边界清楚、壁薄的肠壁息肉。

参考文献

［1］石凯丽,陆双泉.儿童肠重复畸形的超声诊断及漏误诊分析［J］.中国血液流变学杂志,2021,31
　　（3）:406-408.

［2］王峰,张芳,白檬薇.小肠重复畸形一例报告［J］.医学信息(中旬刊),2010,5(11):3224.

［3］谢婵来,龚英,李国平,等.小儿消化道重复畸形的 MSCT 表现［J］.放射学实践,2013,28(4):
　　463-466.

［4］姚楠.先天性肠旋转不良的 X 线及 CT 诊断［J］.中国实用医药,2011,6(36):57-58.

［5］高敏,沈经成,袁伟华,等.螺旋 CT 与消化道造影应用于儿童肠旋转不良的诊断价值［J］.临床
　　和实验医学杂志,2015,14(18):1557-1560.

［6］卢俊竹,陈广成,詹俊.成人先天性小肠旋转不良一例［J］.新医学,2017,48(9):673-676.

［7］张敏,林海,吴汤娜,等.高频超声在先天性小肠闭锁中的诊断价值［J］.医学影像学杂志,
　　2019,29(10):1765-1768.

［8］雷景宽,郭天畅,祖兰筠,等.碘刈比剂在先天性小肠闭锁 X 线诊断中的应用［J］.实用临床医
　　学,2014,15(4):101-102.

［9］徐慧,唐文伟,张新荣.先天性小肠膜式闭锁的影像学诊断［J］.中国医学计算机成像杂志,
　　2013,19(3):260-262.

［10］万松林,丁召.短肠综合征的病因［J］.中华炎性肠病杂志,2022,6(1):17-21.

［11］ZHANG Q,NIU X,WANG C,et al. Pneumatosis cystoides intestinalis:a case report［J］. Medicine
　　（Baltimore）,2022,101(3):e28588.

［12］LING F,GUO D,ZHU L. Pneumatosis cystoides intestinalis:a case report and literature review［J］.
　　BMC Gastroenterol,2019,19(1):176.

［13］乐依俊,叶颖江,高志冬.肠壁囊样积气症的诊断与治疗［J］.中华胃肠外科杂志,2020,23(11):
　　1113-1116.

［14］王倩倩,周元琛,尹腾飞,等.肠气囊肿症 2 例并文献复习［J］.疑难病杂志,2021,20(6):
　　620-621.

［15］陈志芬,孙萌.肠气囊肿病［J］.医学新知杂志,2015,25(2):80-82.

［16］卢林,陈占军,饶慧敏,等.MSCT 诊断肠气囊肿的价值探讨［J］.宁夏医学杂志,2021,43(7):
　　654-656.

［17］荣冰水,张莉.肠壁囊样积气症的多层螺旋 CT 表现及其诊断价值［J］.武警医学,2020,31
　　（11）:969-972.

［18］王礼同,薛贞龙,王苇.结肠气囊肿症 MSCT 征象［J］.中国医学影像技术,2018,34(10):
　　1519-1522.

［19］黎俊,杨柳,董丽凤.肠气囊肿症的临床及内镜下特点分析［J］.中国内镜杂志,2019,25(9):
　　53-58.

CT 新技术篇

第七章　扫描方案

一、常规扫描方案

以 Revolution CT 为例。

1. 扫描范围　自膈顶扫描至耻骨联合。

2. 扫描参数　管电压采用自动管电压选择技术(kV Assist),通常采用 100～120 kVp,管电流采用自动管电流调制技术,范围设置为 50～500 mAs,噪声指数 NI 值为 10,探测器宽度为 80 mm,螺距 0.992∶1,球管转速 0.5 s/r,扫描层厚 5 mm,层间距 5 mm,重建层厚、层间距均为 0.625～1.250 mm。

3. 注射方案　增强扫描采用双筒高压注射器以 2.5～3.0 mL/s 的流速注射碘对比剂,剂量为 1.2 mL/kg,后以相同的流速注射生理盐水 20 mL。

4. 增强扫描　动脉期扫描时间采用自动扫描触发装置 Smart Prep 技术监测膈肌水平腹主动脉,监测阈值为 150 Hu,达到阈值后延迟 12 s 开始扫描,于动脉期 30 s 后行静脉期扫描。

二、能谱扫描方案

1. 扫描范围　自膈顶扫描至耻骨联合。

2. 扫描参数　管电压为 80、140 kVp 瞬时高速切换,管电流采用 CT 能谱智能匹配技术(GSI Assist),噪声指数 NI 值为 10,探测器宽度为 80 mm,可智能匹配患者扫描所需的转速、管电流;螺距 0.992∶1,扫描层厚 5 mm,层间距 5 mm,重建层厚、层间距均为 0.625～1.250 mm。

3. 注射方案　增强扫描采用双筒高压注射器以 2.5～3.0 mL/s 的流速注射碘对比剂,剂量为 1.2 mL/kg,后以相同的流速注射生理盐水 20 mL。

4. 增强扫描　动脉期扫描时间采用自动扫描触发装置 Smart Prep 技术监测膈肌水平腹主动脉,监测阈值为 100 Hu,达到阈值后延迟 12 s 开始扫描,于动脉期 30 s 后行静脉期扫描。

三、双能量扫描方案

1. 扫描范围　自膈顶扫描至耻骨联合。

2. 扫描参数　采用两套球管螺旋扫描,管电压分别为 100-Sn 150 kVp,采用智能管电压 CARE kV 联合智能管电流 CARE Dose 技术,根据患者的定位像自动选择合适的管电流范围,参考范围 80～350 mAs,转速 0.5 s/r,螺距 0.6,重建图像层厚 1 mm,层间距 1 mm,图像采用 ADMIRE(Force 机型)迭代算法,Strength=3 重建或者采用 SAFIRE(Flash 机型或其他机型)迭代算法进行重建,同时自动分别重建低能级与高能级以及低能高能按混合比 0.6∶1 的混合双能量图像,可在西门子后处理工作站 Syngo. via 图像后处理软件利用 CT Dual-Eenergy 软件后处理模块进行双能量参数图像分析,包括单能级图像、碘密度值图、有效原子序数图、有效原子序数融合图。

3. 注射方案　增强扫描采用双筒高压注射器以 2.5～3.0 mL/s 的流速注射碘对比剂,剂量为 1.2 mL/kg,后以相同的流速注射生理盐水 20 mL。

4. 增强扫描　动脉期扫描时间采用自动扫描触发装置 Smart Prep 技术监测膈肌水平腹主动脉,监测阈值为 100 Hu,达到阈值后延迟 12 s 开始扫描,于动脉期 30 s 后行静脉期扫描。

四、光谱扫描方案

1. 扫描范围　自膈顶扫描至耻骨联合。

2. 扫描参数　管电压 120 kVp,管电流采用 DoseRight 自动管电流调节技术,DoseRight 指数 22,管电流范围设置为 100～400 mAs,探测器宽度为 40 mm,螺距 1.0,球管转速 0.5 s/r,扫描层厚 5 mm,层间距 5 mm,重建层厚、层间距均为 0.625～1.000 mm,自动生成相应光谱 SBI 数据。

3. 注射方案　增强扫描采用双筒高压注射器以 2.5～3.0 mL/s 的流速注射碘对比剂,剂量为 1.2 mL/kg,后以相同的流速注射生理盐水 20 mL。

4. 增强扫描　动脉期扫描时间采用自动扫描触发装置 Bolus Tracker 技术监测膈肌水平腹主动脉,监测阈值为 150 Hu,达到阈值后延迟 12 s 行动脉期扫描,达到阈值后延迟 42 s 行静脉期扫描。

参考文献

[1] 石明国,高剑波. 能谱 CT 在血管成像中的临床应用[J]. 中国医疗设备,2016,31(7):6-8.

[2] 王晓霜,吕艺,韩芳,等. 能谱 CT 在肿瘤中的应用研究进展[J]. 中国医学计算机成像杂志,2020,26(1):81-84.

[3] 罗春材,李涛,杨立. 双层探测器能谱 CT 的特点及临床应用[J]. 中国医疗设备,2021,36(7):170-173.

第八章 图像后处理及特点

一、能谱重建技术特点

(一)物质分离

经过高、低两组电压扫描的 X 线衰减的图像可以表达为两种基物质的密度图,这个过程就是物质分离(material separation)。任何结构或组织对 X 线的吸收都能通过两种基物质的吸收组合来表达。物质分离图像中的每一个体素反映了相应的物质密度信息,从物质密度图像上可以测量出每一个体素的密度,单位为 mg/mL。由此可见,能谱成像能够提供物质定量分析的能力。物质分离可以应用于以下几个方面。

1. 增强识别能力 能谱 CT 成像通过碘水物质分离可以产生碘基物质密度图像,通过增强期强化碘基图上的碘汇聚能力可以敏感地识别病灶的含碘对比剂的浓度变化,从而提供病灶有无强化的准确的诊断信息,同时也增大了病灶与周围组织间的对比度,有助于提高小病灶的检测能力。

2. 虚拟平扫 通过碘水分离后获得不含碘物质的水基图像类似于常规平扫图像,可以用于判别病灶内是否有钙化,或用于展示泌尿系的结石。此技术的应用可以减少扫描次数,从而降低扫描辐射剂量。

3. 碘钙分离 通过碘钙分离技术的应用,可以将含碘的对比剂和钙化灶区分开来,可以用于泌尿系结石的判别以及血管钙斑去除后管腔狭窄程度的评估等。

4. 组织灌注成像 在 CT 增强图像上,通过测量碘基图像上的碘浓度可以定量测定病灶的摄碘量,有效反映组织器官的血流动力学状态。

5. 放疗与化疗疗效的评估 能谱 CT 成像不仅可以展示人体组织器官的形态学改变,还可以结合组织病理学研究,显示生物代谢的改变。通过测量肿瘤的碘含量反映放疗与化疗前后血供的变化和治疗的效果。

(二)单能量图像

能谱成像能够测量出物质的 X 线衰减系数,并进一步将这种衰减的变化转化为会产生同样衰减的两种物质密度。通过使用这两种物质的质量衰减系数随能量变化的关系和密度值,就能计算出感兴趣物质在各个单能量点中对 X 线的吸收,从而实现单能量 CT 成像。单能量图像表示单一能量的 X 线光子照射物体所产生的图像,能够准确反映物质随 X 线能量的变化过程。通过最佳单能量水平的选择,可以获得比常规 CT 图像更高的图像质量、信噪比和对比度噪声比。单能量图像可以应用于以下几个方面。

1. 优化解剖结构　能谱 CT 成像可以提供 40～140 keV 共 101 种单能量图像,通过调节 X 线能量水平(keV)可以获取组织结构显示的最佳对比度噪声比。

2. 去除伪影　能谱 CT 成像所产生的单能量图像消除了常规 CT 图像硬化伪影的弊端,能够在颅脑成像、颅内动脉瘤栓塞术后获得良好的成像效果,为临床提供有效信息。

3. 显示阴性结石　不同单能量水平下胆囊阴性结石显示的密度不同。随着能量水平的增高,结石的密度从低密度至等密度,再从等密度至高密度,这种密度变化方式有助于胆囊阴性结石的鉴别。

4. 图像融合　通过图像融合(image fusion)技术,可以将不同水平的单能量图像进行整合,重组出兼具不同水平单能量图像优点的图像,可以用于病灶的检测和细微结构的显示,同时也不降低图像质量。

5. 血管优化成像(vascular optimized imaging)　不同于常规 CT 只能提供单一管电压下的混合能量图像,能谱 CT 成像可以提供 101 种 keV 的单能量图像。通过选择显示血管的最佳单能量图像,可以提高血管显示的对比度,很好地显示常规 CT 条件下显影不佳甚至未见显影的血管。

(三)能谱曲线

CT 成像可以显示不同病变和人体组织随 X 线能量(keV)变化而变化的 X 线衰减系数,从而产生反映不同病变和人体组织特征性的能谱曲线(spectral curve)。随着 keV 的变化,不同单能量图像间组织结构对比不同,不同组织结构和同一组织结构的不同细节均发生改变。能谱曲线反映了物质的能量衰减特性,从物理学角度来讲,每一种物质都具有其特有的能谱曲线,所以从医学的角度可推断出不同的能谱曲线代表不同的结构和病理类型。

(四)有效原子序数

有效原子序数(effective atomic number)是从原子序数中引申发展而来的一个概念。如果某元素对 X 线的质量衰减系数与某化合物或混合物的质量衰减系数相同,该元素的原子序数就是某化合物或混合物的有效原子序数。能谱 CT 的高压瞬切技术及独特的宝石探测器可以完美地消除线束影伪影,实现在原始数据空间层面进行物质解析,从而得到真实的物质 X 线衰减曲线,然后根据曲线 70 keV 和 120 keV 上获得的数值进行计算,可得到有效原子序数,可用于进行物质检测、鉴别及物质分离。

二、双能量重建技术特点

(一)单能谱图和能谱曲线

单能谱图描述的是图像在不同的 keV 能量下的表现。能谱曲线是指某一感兴趣区域的衰减随光子能量的变化而发生改变的曲线。通过双能扫描,可以虚拟计算出物质在各个单能量下的 CT

值,从而生成单能谱图和能谱曲线。由于碘对比剂等高原子序数的物质对低能量的X光子的吸收能力强,所以在低能量的单能谱图中,对比剂增强的血管和病灶等组织拥有比普通单能扫描下更好的对比度,可以用来优化显示病灶。但是由于低能量的X光子穿透能力小,低能量单能谱图的图像噪声一般会比普通单能扫描要高,因此,使用单能谱强化病灶时,并不是X光子能量越低越好,而是需要根据病灶和发病部位的不同,选择合适的单光子能量(keV)来平衡对比度和噪声。而根据高能量X光子穿透能力强的特点,高能量单能谱图常被用来消除金属伪影。根据能谱曲线的曲线形态可以区分脂性物质和非脂性物质。能谱曲线的形态主要受到病灶内碘浓度的影响,所以能谱曲线能够在一定程度上反映病灶的增强状况。

(二)双能指数

双能指数是一种较为直观的根据双能CT数据获取物质信息的方法。双能指数目前可用于分析非增强状态下的物质,主要是在扫描时间内较为稳定的物质。当有对比剂存在时,组织的双能指数会增大,且与对比剂浓度成正比。但是由于对比剂在人体内随血液流动,不同器官、不同时间的对比剂浓度会一直改变,所以无法依靠一个确定数值或者阈值来进行鉴别。由于肿瘤在延迟期内对比剂的变化较慢,因此双能指数可用于鉴别肿瘤活性。

(三)双能量CT物质鉴别算法

双能量CT物质鉴别算法的基本原理就是根据不同物质在高低能量下衰减变化的不同来鉴别物质。双源CT系统从一次扫描中可以获得组织的高低千伏图像,并依此生成一个CT值二维图。双能物质鉴别算法可以分离碘和骨、尿酸盐结石和非尿酸盐结石、肌腱和软骨等。CT值二维图中不同分离物质的分割线的信息(即其斜率),可以事先通过离体试验和物理测定获得。

(四)双能量CT三物质分离算法

使用CT值二维图,不仅可以定性地鉴别物质,还可以准确地定量获得特定物质(对比剂)的浓度信息。所谓的三物质分离算法,就是假设组织由3种不同的物质组成,如:对于增强状态下的肝,假设其CT信号由软组织、脂肪和碘对比剂的信号组成;对于有肝铁沉积的肝脏,假设其平扫下的CT信号由软组织、脂肪和铁的信号组成;对于增强状态下的肺部,假设其CT信号由肺泡组织、空气和碘对比剂信号组成。这样,三物质分离算法相对于两个基物质假设更加灵活,并且可以根据不同器官的实际情况来调整基物质的选择,提高计算的准确性。

三、光谱重建技术特点

(一)光谱基数据

光谱基数据(spectral base images,SBI)包含在重建光谱应用程序中任何光谱结果的光谱数据。SBI允许即需即查任何光谱结果,无须在主机上重建单独的光谱序列。

（二）虚拟单能级图像

相当于单一能量 X 线成像，能量范围为 40 ~ 200 keV，共 161 个能级，以 Hu 为单位。低能级图像可使碘对比剂及碘对比剂组织增强显示，高能级图像可减少体内金属异物、碘对比剂等的线束硬化伪影。

（三）无水碘图

无水碘图（iodine no water）表示所显示组织的碘浓度含量，以 mg/mL 为单位。可增加碘组织的可视化效果。

（四）碘密度图

碘密度图（iodine density）具有量化碘对比剂增强效果以及提高碘对比剂增强组织中碘的可视化效果，以 mg/mL 为单位。

（五）有效原子序数图

有效原子序数图利用 X 线的衰减可以对未知元素的原子序数进行计算。基于此原理，并对于不同组织以不同色阶染色，感兴趣区域组织进行有效原子序数值的定量分析对比，提高组织显示可视化及定量参数。

（六）钙抑制图

钙抑制图基于对物质的识别和抑制，组织中的含钙体素被虚拟的 CI 值替代，无限接近于组织没有该衰减时的 CT 值。可以根据目标含钙量的多少选择合适的钙抑制指数 X，指数范围为 25 ~ 100。

（七）电子密度

电子密度（electron density）显示各体素多对应的电子密度的相对值分布图，以［% EDW］为单位，是和水的电子密度的比值。其测量结果乘以水的电子密度 3.34×10^{29} electrons/m^3 即为绝对电子密度值。临床应用于放疗规划、质子治疗、CT 诊断等。

（八）尿酸图

尿酸图（uric acid chart）基于对尿酸的识别，只显示含有尿酸的组织，不含尿酸的组织被替换为 −1 024 Hu（显示为黑色）。

（九）去尿酸图

去尿酸图（uric acid removed chart）只显示不含尿酸的组织，与尿酸图形成互补。

（十）对比增强结构图

对比增强结构图（contrast-enhanced structures）显示所有含碘对比剂的软组织体素，与 70 keV Mono-E 图像保持一致。骨骼及钙化结构体素 Hu 值等同于 -1 024（显示为黑色），帮助更好显示血管和管腔结构。

（十一）碘去除图

碘去除图（iodine remove）显示所有不含碘对比剂的体素，与 70 keV Mono-E 图像保持一致。包含碘对比剂的体素 Hu 值等同于 -1 024（显示为黑色），帮助去除增强结构。

（十二）虚拟平扫图像

虚拟平扫图像将除碘化组织外的所有组织均以其原始 CT 值表示，碘化像素被识别，并被与其无对比剂增强的 CT 值尽可能类似的虚拟 CT 值所替换，从而生成类似于真实平扫的图像。以 Hu 为单位。

（十三）光谱曲线

光谱曲线是指感兴趣区域的亨氏单位（Hu）值，在单能级 40 ～ 200 keV 能量范围内变化的分布。曲线可显示感兴趣区域在每个能量水平下的衰减，以及在能量范围内的总体分布。每个感兴趣区域都会用与感兴趣区域颜色匹配的不同的色彩绘制。

（十四）直方图

直方图（histogram）默认显示感兴趣区域组织在单能级 40 ～ 200 keV 能量范围内的分布情况，X 轴显示 Hu 值的范围，Y 轴显示频率。直方图支持任何光谱结果作为 X 轴来绘制显示。

（十五）散点图

散点图（scatter plot）显示感兴趣区域中两个变量的关系。感兴趣区域可绘制为任意两个不同光谱结果的一组对比值。据此生成的图显示为散射的点，每个点代表两个轴上的各一个值。

参考文献

[1] 于晓坤. 双能 CT 的临床应用和进展[J]. 实用放射学杂志,2013,29(4):664-667.

[2] 项里伟. 双能 CT 的研究现状与发展趋势[J]. 科技广场,2016,(9):87-90.

[3] 王夷蕾,朱景雨,王韧坚,等. 基于迭代算法的双源 CT 双能量单能谱成像技术在腹部血管的成像研究[J]. 中国医学物理学杂志,2016,33(4):376-380.

[4] 高洋. 双能 CT 图像重建算法研究[D]. 重庆:重庆大学,2012.

[5]陈丽媛,李斌,李永清.双能 CT 技术及能谱估计算法研究[C].第二届射线成像新技术及应用研讨会论文集,2018:1-5.

[6]田士峰,刘爱连.双能 CT 虚拟平扫进展及临床应用[J].国际医学放射学杂志,2014,37(1):54-57.

[7]张宗军,卢光明.双源 CT 原理与临床应用[J].医疗卫生装备,2007,28(10):57-58.

第九章 病例呈现

病例1　女,55岁,回肠远段部分肠壁轻度增厚。增强 CT 图像,回肠远段部分肠壁轻度增厚(图9-1A、B)。40 keV 单能级图像,提高组织之间的对比性,可见病灶较邻近组织强化程度高(图9-1C、D)。有效原子序数图与增强 CT 融合图,病变部位组织伪彩图与周围组织对比鲜明(图9-1E、F)。碘密度图与有效原子序数融合图,病变部位组织伪彩图与周围正常组织对比鲜明(图9-1G);碘密度图与虚拟单能级融合图,提高病变部位组织与周围组织对比,提高病灶的检出(图9-1H)。

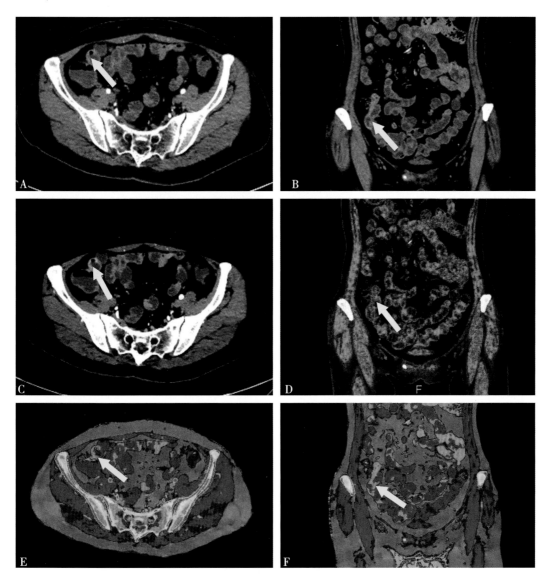

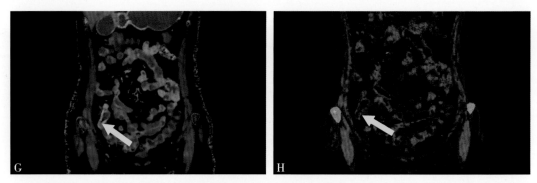

A、B. 增强 CT 图像;C、D. 40 keV 单能级图像;E、F. 有效原子序数图与增强 CT 融合图;G. 碘密度图与有效原子序数融合图;H. 碘密度图与虚拟单能级融合图

图 9-1 小肠克罗恩病光谱 CT 表现(病例 1)

病例 2 男,67 岁,回肠远段肠壁阶段性增厚并肠周明显渗出样变。增强 CT 图像,回肠远段肠壁阶段性增厚,局部肠粘连(图 9-2A、B)。40 keV 单能级图像,可见肠周渗出明显,能够更加准确地反映病灶范围(图 9-2C、D)。有效原子序数图与增强 CT 融合图,病变部位组织伪彩图与周围组织对比鲜明(图 9-2E、F)。碘密度图与有效原子序数融合图,病变部位组织伪彩图与周围正常组织对比鲜明(图 9-2G);碘密度图与虚拟单能级融合图,提高病变部位组织与周围组织对比,提高病灶的检出(图 9-2H)。

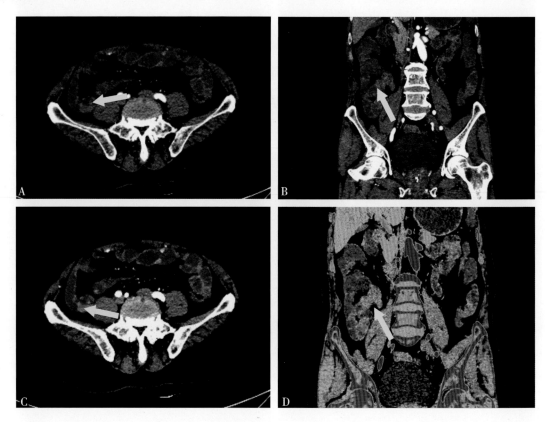

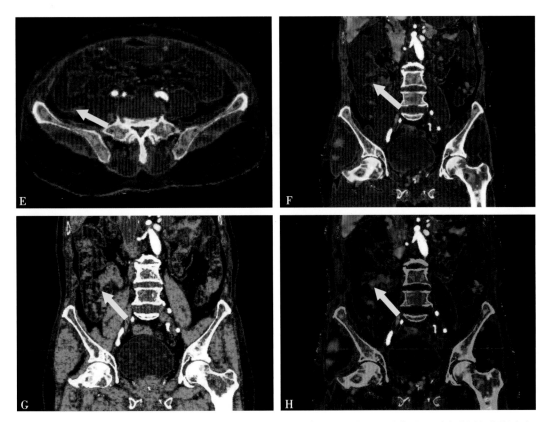

A、B.增强 CT 图像;C、D.40 keV 单能级图像;E、F.有效原子序数图与增强 CT 融合图;G.碘密度图与有效原子序数融合图;H.碘密度图与虚拟单能级融合图

图 9-2　小肠克罗恩病光谱 CT 表现(病例 2)

病例 3　女,84 岁,盆腔占位 (小肠间质瘤)。增强 CT 图像,盆腔可见低密度不均匀肿块,其内可见积气及低密度坏死区,与小肠肠管相通,增强后不均匀强化(图 9-3A、B)。40 keV 单能级图像,由于与周围正常组织的对比增加使病变部位表现突出,提高病灶的检出(图 9-3C、D)。有效原子序数图与增强 CT 融合图,病变部位组织伪彩图与周围组织对比鲜明(图 9-3E、F)。有效原子序数图与虚拟单能级融合图,可直观显示病变部位组织与正常组织(图 9-3G、H)。

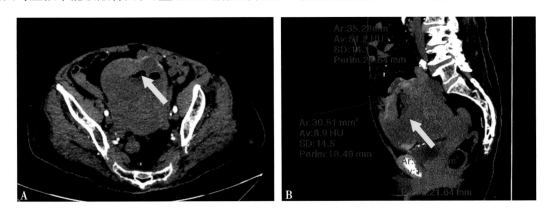

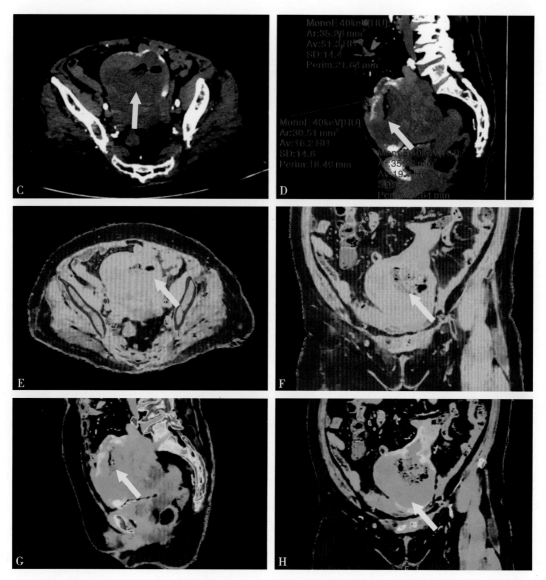

A、B.增强 CT 图像;C、D.40 keV 单能级图像;E、F.有效原子序数图与增强 CT 融合图;G、H.有效原子序数图与虚拟单能级融合图

图 9-3　小肠间质瘤光谱 CT 表现

病例 4　女,58 岁,肠系膜脂膜炎。电子密度图像,肠系膜根部见局限性片絮状渗出液(图 9-4A);横断位 CT 图像与有效原子序数融合图,肠系膜病变部位组织伪彩图与周围正常组织对比鲜明(图 9-4B)。54 keV 单能级图像,由于与周围正常组织的对比增加使病变部位表现突出,提高病灶的检出(图 9-4C、D)。碘密度图像,能够可视化病灶内碘含量(图 9-4E、F)。光谱 ROI 物质分析获取光谱曲线(图 9-4G)。

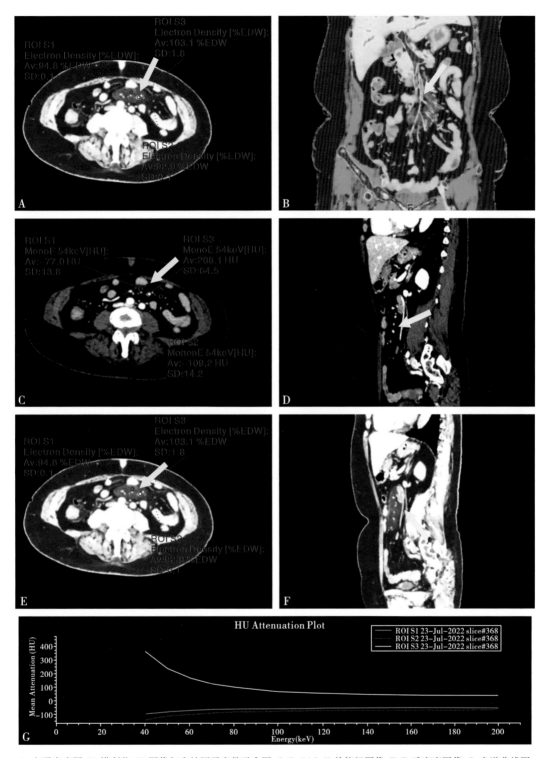

A. 电子密度图；B. 横断位 CT 图像与有效原子序数融合图；C、D. 54 keV 单能级图像；E、F. 碘密度图像；G. 光谱曲线图

图 9-4　肠系膜脂膜炎光谱 CT 表现

　　病例 5　女,63 岁,小肠溃疡。传统 CT 图像,可见回肠远段肠壁增厚(图 9-5A、B)。虚拟融合图像显示病变部位组织伪彩图与周围正常组织对比鲜明(图 9-5C)。有效原子序数图像,通过彩色编码显示病变部位组织与周围组织对比(图 9-5D)。单能级图像 ROI 分析,自动获取能谱曲线(图 9-5E、F)。

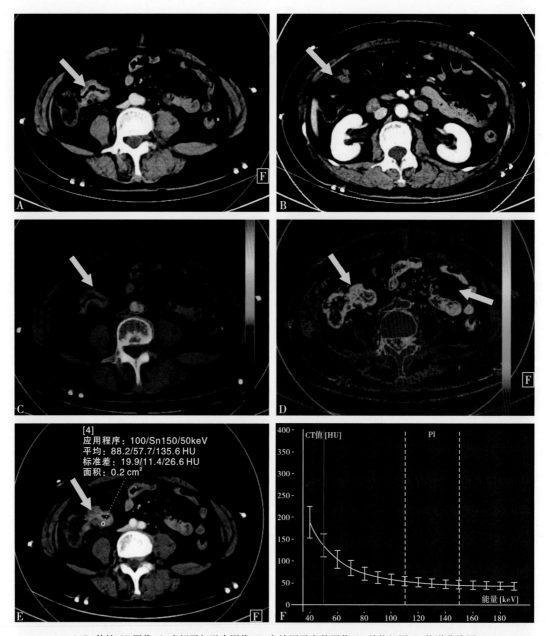

A、B. 传统 CT 图像；C. 虚拟平扫融合图像；D. 有效原子序数图像；E. 单能级图；F. 能谱曲线图

图 9-5　小肠溃疡双源 CT 表现

病例 6　女,41 岁,克罗恩病。传统增强 CT 图像,回盲部结构清晰,回肠远段局部肠管增厚,密度不均,轻中度强化(图 9-6A)。44 keV 单能级图像,由于与周围正常组织的对比增加使病变部位表现突出,提高病灶的检出率(图 9-6B、C);横断位有效原子序数融合图,病变部位组织伪彩图与周围组织对比鲜明(图 9-6D)。物质分离图像(碘-水),反映组织碘对比剂含量情况,并进行 ROI 分析(9-6F),自动获取物质分离散点图(9-6E)、有效原子直方图(9-6G)与能谱曲线图(9-6H)。

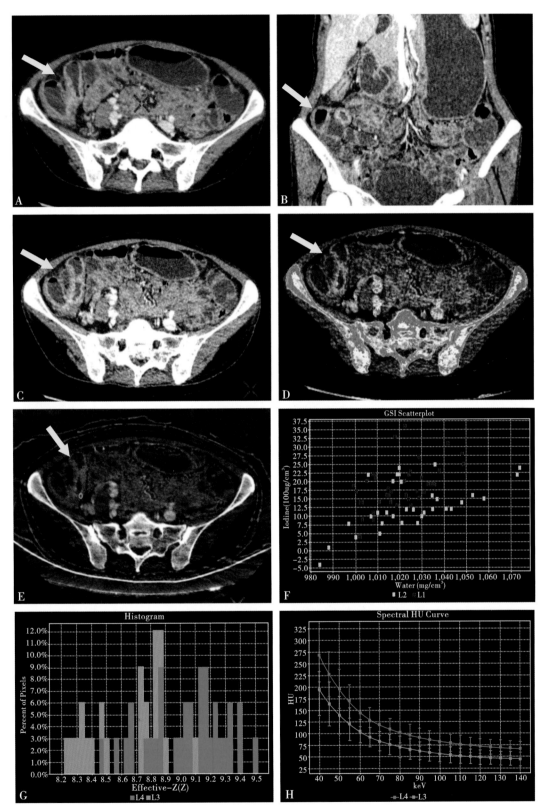

A. 传统 CT 图像；B、C. 44 keV 单能级图像；D. 有效原子序数融合图像；E. 物质分离图像(碘－水)；F. 物质分离散点图；G. 有效原子直方图；H. 能谱曲线图

图9-6　小肠克罗恩病能谱 CT 表现(病例6)

病例 7　女,68 岁,十二指肠占位。55 keV 单能级图像,由于与周围正常组织的对比增加使病变部位表现突出,提高病灶的检出率(图 9-7A、B)。物质分离图像(碘-水),反映组织碘对比剂含量情况(图 9-7C)。物质分离图像(水-碘),利用物质分离技术获得水基图(图 9-7D)。物质分离散点图,反映 ROI 内碘-水物质浓度分布(图 9-7E)。横断位,单能级图像与有效原子序数融合图像,病变部位组织伪彩图与周围组织对比鲜明(图 9-7F)。在单能级图像与有效原子序数融合图像进行 ROI 分析,获得能谱曲线图与直方图(图 9-7G、H)。

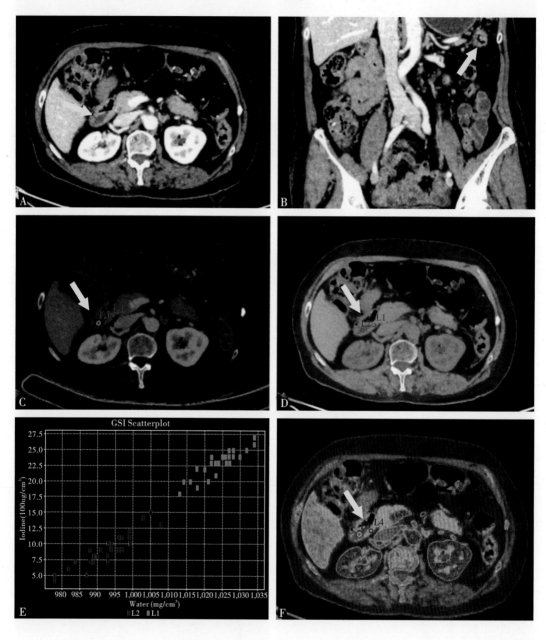

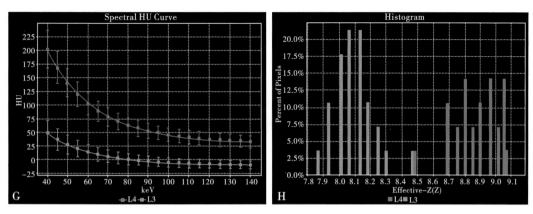

A、B. 55 keV 单能级图像;C. 物质分离图像(碘–水);D. 物质分离图像(水–碘);E. 物质分离散点图;F. 单能级图像与有效原子序数融合图像;G. 能谱曲线图;H. 有效原子序数直方图

图9-7 十二指肠占位能谱CT表现

病例8 女,51岁,十二指肠炎。传统CT图像,可见十二指肠肠壁增厚(图9-8A)。虚拟平扫融合图像,利用从增强扫描图像中移除碘物质对CT值的贡献,得到无碘对比剂的图像以代替传统平扫,避免了重复扫描,减少了辐射剂量(图9-8B)。有效原子序数图像,通过彩色编码显示病变部位组织与周围组织对比(图9-8C、D)。单能级图像ROI分析,自动获取能谱曲线(图9-8E、F)。

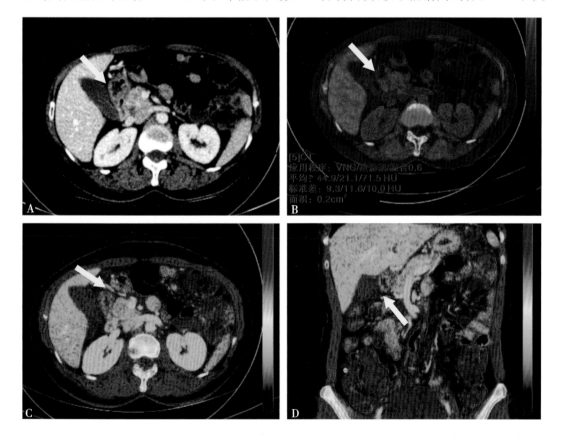

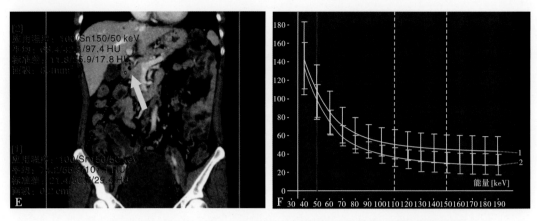

A.CT 图像;B.虚拟平扫融合图像;C、D.有效原子序数图像;E、F.单能级图像、能谱曲线图

图 9-8 十二指肠炎能谱 CT 表现

参考文献

[1]高洋.双能 CT 图像重建算法研究[D].重庆:重庆大学,2012.

[2]陈丽媛,李斌,李永清.双能 CT 技术及能谱估计算法研究[C].第二届射线成像新技术及应用研讨会论文集,2018:1-5.

[3]田士峰,刘爱连.双能 CT 虚拟平扫进展及临床应用[J].国际医学放射学杂志,2014,37(1):54-57.

[4]张宗军,卢光明.双源 CT 原理与临床应用[J].医疗卫生装备,2007,28(10):57-58.